경주 대추밭 백한의원의
임신 동의보감

경주 대추밭 백한의원의

임신 동의보감

백진호 지음

130년간 지켜 온
건강한 임신 비법

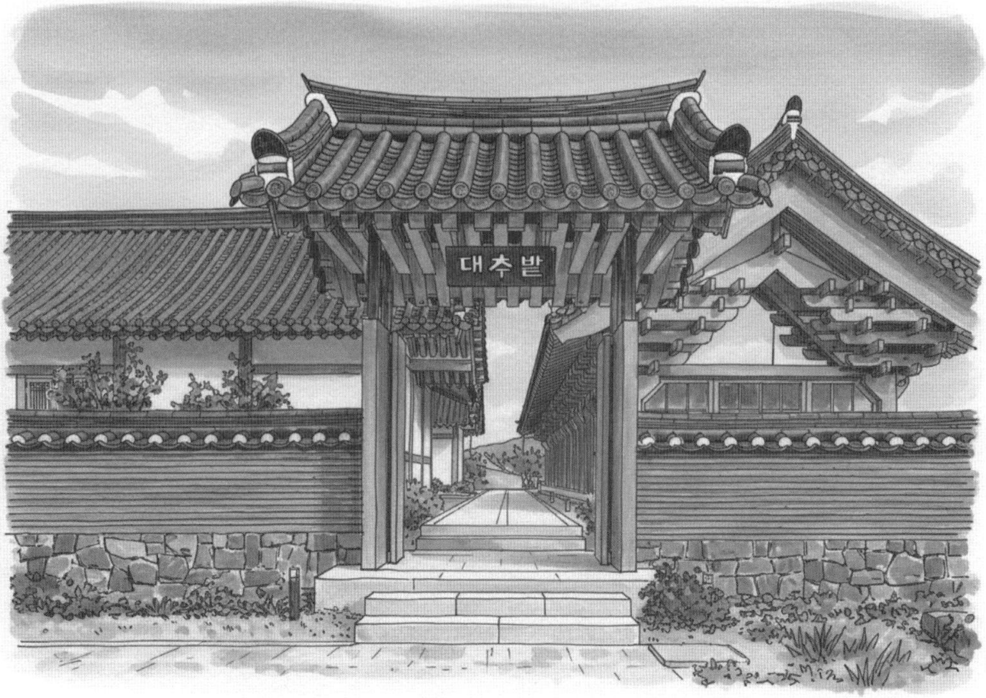

이덴슬리벨

어린아이가 희망이요, 미래

사노라면 견디기 힘들 정도로 고통을 느낄 때가 있습니다. 이럴 때 필요한 것이 가족입니다. 지치고 포기하고 싶을 때 분연히 일어날 수 있는 것은 가족이 있기 때문입니다. 가족의 핵심은 부부가 함께 만든 아기이기도 합니다. 아기는 깨지기 쉬운 부부의 그릇을 조여 주는 강력한 접착제입니다.

재작년 영국을 여행할 때 이 나라는 멈춰 있는 나라인 줄 알았는데 시간이 지날수록 신선함을 맛보았습니다. 그 나라가 살아있는 것을 느낄 수 있었던 것이 바로 어린아이들을 볼 때였습니다. 가는 곳마다 아이들이 가득해 들썩거리는 것은 보통이고 어떤 부부는 다섯 명이나 데리고 다니기도 했습니다.

하지만 한국은 출산장려정책으로 어마어마한 돈을 썼지만 지금까지 그 효과는 미비합니다. 젊은이들이 출산하고 난 후 책임져야 할 부담이 너무나 크기 때문입니다. 결혼할 때 대출, 출산할 때 대출, 아이 키우면서 대출, 집 구할 때 대출…. 젊은이들은 이런 중압감에서 벗어날 수 있는 방법으로 혼자 살거나 결혼을 하고도 아이는 낳지 않는 것을 택하는 것입니다. 하지만 이것은 고목만 있는 숲과 같습니다. 부모는 성장하는 자녀를 보면서, 어른들은 어린 손자를 보면서 환한 빛을 느낍니다. 어린아이가 희망이요, 미래이기 때문입니다.

결혼해서 자식을 하나 낳으면 손해, 둘을 낳으면 본전, 셋 낳으면 대박, 하나도 낳지 않으면 인류는 멸망합니다. 그래서 대추밭 백한의 원의 책임이 더욱 막중하게 느껴집니다.

허영만(화백)

경주의 명물, 대추밭 백한의원

　내 친구 백진호 원장은 5대째 불임치료를 전문으로 하는 대추밭 백한의원을 운영하고 있습니다. 그 집의 한약은 130년이 넘는 시간 동안 임상에서 약효를 인정받았지만 과학적 근거를 가지지 못했기에, 주변에서 비과학적이라는 이야기를 들어도 친구는 조용히 속으로만 삼켜야 하는 날들이 많았을 것입니다.

　제가 처음 학교에 부임하고 나서 고등학교 동기 모임에서 불임을 연구해 보자는 백 원장의 제안을 받았습니다. 의기투합하여 대추밭 백한의원에 이어져 내려오는 가전비방(家傳秘方) 3종에 포함된 28가지 한약재를 가지고 3년간 같이 연구한 결과, 특히 작약을 포함한 3종의 한약이 효과가 있는 것을 알게 되었습니다. 이 결과가 국제학술지에 게재 결정이 된 날, 함께 기뻐했던 때가 선명하게 떠오릅니다.

친구의 조부 때부터 대추밭 백한의원은 경주의 명물이 되었습니다. 그 집에 진료를 받기 위해 전국 각지에서 전날부터 와서 하루를 인근에서 자고, 새벽 일찍 한의원 앞에서 줄을 서야 간신히 진료를 받을 수 있었지요. 그만큼 아기를 간절히 원하는 사람들이 많다는 것은 안타까운 일이면서도, 한편으로는 아기를 가지는 데 큰 도움이 되었다니 얼마나 기쁜 소식일지요. 개인적으로도 외할아버지께서 셋째까지 딸을 낳은 우리 어머니를 위해서 친구의 조부께 가서 한약을 지어 오셨다는 이야기를 들었습니다. 그 덕인지 어머니는 그 아래로 아들을 셋을 낳으셨다지요.

저출산이 심각한 지금도 한 자락 희망을 가지고 아기를 가지려는 열심 있는 예비 부모가 많다고 알고 있습니다. 이렇게 노력하는 모습은 참 보기 좋지만, 그렇게 힘들여 애를 쓰는데도 아기를 쉽게 갖지 못하는 부모가 많다는 것은 안타까운 일입니다.

그런 면에서 이 책의 출간이 아기를 기다리고 준비하는 부모들에게 참 반가운 소식이 될 것 같습니다. 백 원장이 꼼꼼히 진맥하고 처방을 해도 밀려드는 환자로 예비 부모님들의 마음에는 충분한 설명이 안 될 때도 있었을 텐데, 이제는 몇 분의 진료로 끝나는 아쉬움을 이 책으로 대신할 수 있을 데니 말입니다. 그리고 한 번의 약을 먹고 끝이 아니라, 책을 곱씹으면서 몸을 건강하게 지키고 건강한 아기를 출산하는 데도 큰 도움이 될 것으로 생각합니다.

　백진호 원장은 진료실에 들어와서 차마 가슴에 가득한 말을 다 풀어내지 못하고 돌아가는 환자들을 보며 안타까운 마음을 갖는 따뜻한 사람입니다. 친구라서가 아니라 환자 한 사람 한 사람의 아픔과 상처를 조금이나마 덜어 주고 싶어 하는 참 의사입니다. 그가 환자를 떠올리며 이 책을 쓰는 모습이 눈에 선합니다. 그 마음이 독자들에게도 잘 전달되어 가정에 사랑스러운 아기가 태어나는 축복으로 이어지기를 기원합니다.

하기태(부산대학교 한의학전문대학원 교수, 건강노화 한의과학 연구센터장)

간절하기에 숙여집니다.

남산을 마주 보며 내려앉은 한옥의 처마 끝 아래, 수북이 놓인 항 아리들이 있습니다.

한의원이 새 터를 닦아 옮겨 온 '치유의 집' 뒤편에 자리한 200여 개의 항아리에는, 말로 다하지 못한 우리의 소망이 담겨 있습니다.

너른 잔디 위로 소나무 한 그루가 우뚝 솟아 있습니다.

"신은 바로 땅에 내려오지 않고, 먼저 소나무에 머문다"는 말이 전 해집니다. 소나무는 하늘과 땅을 가장 곧게, 그리고 가장 오래 잇는 존재입니다.

늘 푸르고, 쉽게 꺾이지 않으며, 한 자리를 묵묵히 지켜 온 그 나무 에 우리의 믿음이 기대어 있습니다. 항아리와 소나무는 '대추밭 백한의원'을 찾는 부부들의 마음이 머무는 자리입니다.

기대가 조급함으로 무너지지 않도록, 소망이 기적으로 이어지기를 바라는 대추밭의 오브제이기도 합니다.

한때 항아리 위에 물을 떠 놓고 달빛에 소원을 빌던 어머니들의 간절함처럼, 기적은 언제나 준비된 몸과, 그것을 품어 줄 공간에 먼저 찾아온다는 믿음. 이곳에 놓인 항아리와 소나무는 그 오래된 믿음을 오늘의 시간 속에 조용히 이어 놓고 있습니다.

물론 그 믿음이 처음부터 단단했던 것은 아니었습니다.

"원장님은 안 계세요?"

진료실 문을 연 환자가 제 얼굴을 보며 던진 첫 질문이었습니다. 실망과 불안이 섞인 그 목소리 앞에서, 저는 아무 말도 할 수 없었습니다. 아버지는 급한 일로 자리를 비웠고, 환자분은 멀리서 오셨기에 어쩔 수 없이 제게 진료를 받아야 했습니다. 긴장 속에 어떻게 진맥하고 처방했는지조차 또렷이 기억나지 않을 정도로, 제 한의사로서의 첫 페이지는 그렇게 지나갔습니다.

그로부터 25년. 이제 저는 대추밭 백한의원 5대 원장이 되었습니다. 처음에는 아버지가 '백원장'이었는데, 어느새 제가 '백원장'이 되었고, 아버지는 '할아버지 원장님'이 되셨습니다. 한평생을 이곳에 바친 아버지를 생각하면, 세월의 흐름이 애틋하고 쓸쓸합니다.

경주 '대추밭 백한의원'은 5대째 난임 치료에 집중해 온 한의원입니다. 130여 년 전, 경주시 건천면의 작은 마을에서 시작된 이곳은 오랜 시간 한 가지 질문을 반복해 왔습니다.

어떤 몸은 임신을 향해 나아가는데, 어떤 몸은 왜 나아가지 못한 채 멈추는가입니다.

이 질문 앞에서는 항상 겸손했습니다.

진맥은 진단과 다릅니다. 진단은 병명을 붙이는 일이라면, 진맥은 환자의 몸이 어떤 방향으로 흘러왔는지를 읽어 내려가는 과정입니다. 같은 체질 같은 증상 앞에서도 결과가 다른 것은 몸에 축적된 시간과 리듬, 각도가 모두 다르기 때문입니다.

한의학은 아주 미세한 차이에서 변화가 시작됩니다. 몸은 어느 날 갑자기 무너지지 않습니다. 회복도 단번에 이루어지지 않습니다. 130년이 넘는 시간 동안 임신이 되지 않는 몸보다, 임신을 감당하기 어려워진 몸을 더 많이 마주해왔습니다. 각도가 단 1도만 달라져도 몸은 전혀 다른 반응을 보입니다. 그래서 치료는 언제나 눈에 띄지 않는 변화에서 시작됩니다.

달은 매달 차오르고 다시 또 기울어집니다. 초승달, 상현달, 보름달, 하현달을 거쳐 다시 초승달로 돌아옵니다. 보름달을 향해 직진으로 달려가지도 서둘러 거슬러 올라가지도 않습니다.

여성의 몸도 같은 리듬을 따릅니다. 월경, 난포기, 배란기, 황체기라는 이 순환은 서두를 수도 없고 건너뛸 수도 없습니다.

임신은 이 원 안에서만 가능한 사건입니다. 임신을 준비하는 몸 또한 직선으로 움직이지 않습니다. 임신을 한 여성의 몸은 곡선으로 변화합니다. 골반의 변화가 그러하고 복부는 앞으로 나아가며, 척추는 균형을 찾아갑니다. 새로운 생명을 감당하기 위한 구조로 우리의 몸은 곡선을 허락합니다. 그러나 오랜 긴장과 조급함 속에 있던 몸은 곡선을 만들지 못한 채 꺾입니다. 자궁은 공간을 만들지 못하며, 호르몬은 말을 듣지 않고, 자율신경은 경계 상태에서 긴장이 흐릅니다. 이때 몸이 다시 자신의 각도를 회복하도록 돕는 치료가 필요합니다.

수면의 상태, 몸의 리듬, 월경의 변화를 살피고, 이 작은 지표들이 바뀔 때 비로소 몸은 다시 원형을 향해 나아갑니다.

치유의 집은 어쩌면 이러한 의학적 관점, 자연과 순환의 논리를 공간으로 옮긴 장소입니다. 기둥과 동선은 곧아 보이지만 미세한 곡선을 품고 있습니다. 빛과 소리는 자극이 아닌 편안함을 추구하는 방향으로 조율되어 있습니다. 곡선 앞에 서면 누구나 저절로 경계를 내려놓습니다. 누군가의 무덤 앞에서 고개가 숙여지고, 노인의 굽은 등에서 세월이 읽히며, 임산부의 배 앞에서 이유 없이 미소가 번지는 것처럼, 곡선은 설명보다 먼저 몸을 반응하게 합니다. 이 공간에서 많은 이들이 말로 설명하기 어려운 안정감을 느끼는 이유도 여기에 있습니다. 몸은 이곳에서 다시 한 번, 스스로에게 맞는 각도를 연습합니다.

진료실에서 환자들은 묻습니다.

"정말 임신이 될까요?"

"이 나이에도 가능할까요?"

그 질문에는 단순한 정보 요청이 아니라, 오랜 시간 쌓여 온 절박함이 담겨 있습니다. 쓴 한약을 먹는 일, 생활을 조절하는 일, 기다리는 시간은 결코 쉽지 않습니다. 그래서 이 한의원은 늘 같은 말을 건넵니다. 치료를 받는다고 생각하기보다, 몸이 회복을 준비하는 시간을 보내고 있다고 믿어 달라고 말입니다.

플라세보 효과라는 말이 있습니다.

'좋아지게 하다'라는 뜻을 지닌 이 개념은 믿음이 몸의 반응을 바꿀 수 있음을 보여 줍니다. 병은 마음에서 시작되기도 하고, 마음에서 회복되기도 합니다. 아이를 준비하는 과정 또한 다르지 않습니다. 믿음은 치료의 부속물이 아니라, 치료가 작동하기 위한 조건입니다. 이 책은 기적을 말하지 않습니다. 다만 100년이 넘는 시간 동안 임상에서 반복해 확인된 사실을 전합니다.

임신은 목표가 아니라 결과이며, 결과는 언제나 상태에서 비롯됩니다. 몸은 신뢰받을 때 반응하고, 곡선을 허락받을 때 준비됩니다. 임신은 밀어붙여 얻는 성취가 아니라, 몸이 "이제 괜찮다"고 말할 때 찾아오는 사건입니다. 지금 이 글을 읽고 있다는 사실만으로도 방향은 이미 미세하게 이동했습니다. 그 변화는 작아 보일지 모릅니다. 그러나 의학적으로 보았을 때, 그것은 가장 안전하고 확실한 시작입니다.

이 책이 그 변화의 곁에서, 조용히 믿음을 건네는 역할을 하기를
바랍니다.

대추밭 백한의원 백진호 원장

목차

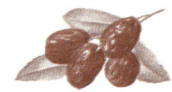

1장 **난임은 비밀을 알아야 푼다**

2장 **대추밭 백한의원의 난임 처방전**

3장 **사람들은 왜 그렇게 대추밭 백한의원으로 찾아올까?**

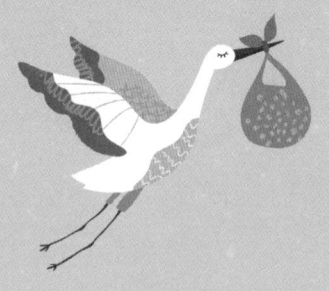

난임은
비밀을 알아야 푼다

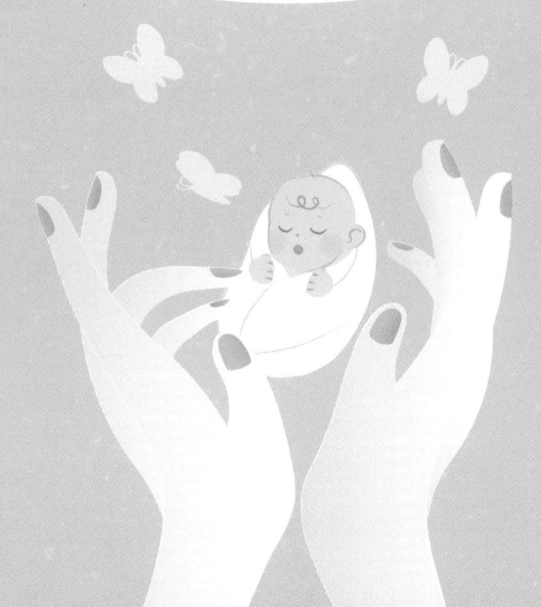

1장 난임은 비밀을 알아야 푼다

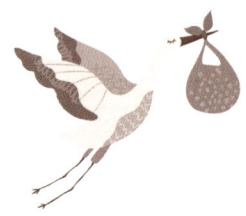

1. 나는 왜 임신이 되지 않을까?

대추밭에서 만난 난임 부부들은 누구보다 자신의 삶을 아름답게 사는 사람들이었다. 자신들이 걸어온 길을 함께 나누고픈 누군가를 간절히 바라는 분들이었다. 130여 년에 걸쳐 대추밭을 찾아온 수많은 부부가 나는 이 세상을 지탱해 주는 받침처럼 고귀한 존재라고 생각한다.

대추밭을 찾는 난임 부부들이 가지는 첫 번째 의문은 '남들에게는 자연스럽고 당연한 일이 우리에겐 왜 안 일어나는가?'이다. 그러면서 자신들이 건강관리를 제대로 하지 않은 탓은 아닌지, 혹은 무언가 잘

못한 것은 없는지 자책하거나 자신에게 화를 내기도 한다. '나는 왜 남들처럼 되지 않을까.' 이런 생각에 비참함을 느끼기 시작하는 순간 난임은 단순한 병이 아니게 된다. 단지 의학적으로 아이를 갖기 어려운 병이라는 의미에서 벗어나 내 삶과 내 가족, 즉 나의 사적 영역을 조금씩 갉아 먹는 병으로 진화한다.

그러면 난임이란 정확히 무엇을 말하는 것일까.

* 원발성 불임(일차성 불임) :

- 부부가 피임하지 않고 정상적인 성생활을 하지만 1년 이상 지나도 임신하지 못하는 경우
- 한 번도 임신이 되지 않는 경우

* 속발성 불임(이차성 불임) :

- 한 차례 분만한 이후 3년 이상이 지나고 다시 임신이 되지 않는 경우
- 자궁외임신, 자연 유산, 인공 유산 등의 경험이 있는 경우
- 한 자녀를 얻은 후 둘째 임신이 되지 않는 경우

이론적으로 부부가 피임 장치를 하지 않고 정상적인 성생활을 하는데도 1년이 넘도록 임신하지 못하는 경우를 원발성 불임, 즉 일차성 불임이라고 하는데 이는 한 번도 임신이 되지 않는 경우를 말한다. 그리고 분만한 이후 3년이 지나도 다시 임신이 되지 않는 경우를 속발성

불임, 즉 이차성 불임이라고 하는데, 이는 한 번 이상 아이를 얻은 후 다음 임신이 되지 않는 경우를 말한다.

사실 이 '불임'이라는 용어는 올바른 용어가 아니다. 그래서 요즘은 '난임'이라는 용어를 쓰고자 하는 사람들이 많아졌다.

불임과 난임을 정확히 구분하자면 불임은 임신할 수 없는 정확한 이유가 있어 임신이 되지 않는 것이고, 난임은 생물학적으로 임신 가능한 상태임에도 불구하고 정확한 이유 없이 임신이 되지 않는 경우를 말한다. 따라서 원인불명의 불임이 많아지고 있는 요즘 부부들을 이제는 '불임'보다는 '난임' 부부라고 부르는 것이 더 맞는 표현이 아닐까 싶다. 그래서 대추밭에서는 불임과 난임을 통칭하여 난임이라 부르고자 한다.

현대 의학은 눈부시게 발달했다. 하지만 아직 해결하지 못한, 의학적 한계에 부딪힌 분야가 몇몇 있는데 난임도 그중 하나다. 의학 기술은 한없이 발달하고 있지만 난임은 꾸준히 증가하고 있다. 2017년 약 20만 8,704명, 2018년에는 22만 9,400여 명, 그리고 2019년에는 23만 802명으로 해마다 약 5%씩 증가한다는 통계를 보면 잘 알 수 있다. 최근 20년간 7쌍 중 1쌍의 부부에게서 난임이 나타나고 있다. 의학 기술은 발달하는데 왜 난임은 늘어나고 있는 것일까? 그 답은 원인을 알 수 없다는 것이다. 그래서 이를 '원인불명 난임'이라고 부른다.

자궁에 문제가 없는데도, 정자에 이상이 없는데도, 임신이 되지 않는 경우를 한의학에서는 '원인불명 난임'이라고 부르는데 이유 없는 난임이 점점 증가하는 이유는 복합적인 문제가 있을 것으로 추정한다. 그래서 치료는 더욱 복잡해지고 어려워진다.

"난임 치료를 받기 시작하는 순간, 그 고통은 더욱 커진다"라는 말이 있다. 난임은 말 그대로 임신이 어려운 상태이다. 하지만 복잡한 원인을 포기하지 않고 차근차근 찾아 나간다면 임신이 불가능하지 않다는 것을 역설적으로 말해 주기도 한다. 나는 오랫동안 대추밭을 찾는 많은 부부의 임신 성공 사례를 보며 그것을 직접 경험했다. 환자 개인의 체질, 식습관, 생활습관, 월경 상태, 내분비 관계 등을 종합적으로 고려하여 그 병증에 맞는 조제 한약을 통해 큰 효과를 볼 수 있다는 것을 결과로 알 수 있었다.

불임과 난임은 경계선에 있다. 이겨낼 수 있다는 희망이 있으면 그것은 난임이고, 그 희망을 버린다면 불임이 될 수도 있는 것이다. 반대로 불임 역시 희망을 품고 포기하지 않는다면 그것 또한 난임이라고 할 수 있는 것이다.

난임은 임신이 늦어지는 것뿐이다. 난임의 원인을 잘 찾아서 거기에 맞는 처방을 믿고 건강관리를 잘한다면 임신 성공률은 높일 수 있다.

아이를 가지기 위해 노력하는 것은 세상에 생명력을 불어넣어 세상을 살아 움직이게 하는 촉매제와 같다. 내 삶을 믿고 함께 걸어갈 아이를 위해 그 어떤 힘든 것도 이겨내려는 모든 난임 부부에게 박수를 보낸다. 난임은 극복할 수 있다는 사실을 잊지 말자.

2. 난임은 누구의 잘못도 아니다

오래된 시집이 있다. 1980년대 후반 사람들은 누구나 그 시집을 손에 들고 있었다. '둘이 만나 서는 게 아니라 홀로 선 둘이 만나는 것이다'라는 글귀로 유명한 서정윤 시인의 시집 《홀로서기》. 수많은 사람이 애송할 만큼 그 열풍이 대단했다.

사람들은 그 시집을 서로 돌려 읽으며 인간은 혼자 살아갈 수 없는 존재라는 사실에 깊이 공감했다. 홀로 선다는 것은 결국 서로를 만나기 위함이라는 사실을 시인은 우리에게 일러 주고 싶었나 보다.

매슬로의 '인간 욕구 5단계'를 보면 인간의 욕구는 생리적 욕구에서 시작해 안전의 욕구, 소속과 사랑의 욕구, 자존감의 욕구, 자아실현의 욕구 단계로 올라간다. 하위단계의 욕구가 충족되어야 그다음 단계의 욕구가 발생하는데 즉, 소속과 사랑의 욕구가 충족되어야만 자아실현의 욕구도 채워진다고 말한다. 당연히 생리적 욕구와 안전의 욕구를 충족한 우리에겐 기본적인 소속의 욕구가 있다. 30년 전 《홀로서기》의 영향은 30여 년이 흐른 지금 자연스레 혼술과 혼밥을 하고, 나 홀로 TV를 보고, 노래도 하는 데가지 이르렀지만, 홀로 선다는 것은 결국 누군가를 애타게 그리워하는 반증이라는 사실을 모르는 사람은 없다. 그래서 우리는 가족에 소속되고 또 나만의 가족을 만들고자 하는 것이다.

가족은 무엇일까. 예전에 우리가 떠올리던 가족의 형태는 돈을 벌어오는 아빠와 가족을 돌보는 엄마 그리고 그 사이에서 태어난 자식으로 대표됐다. 하지만 시대가 변하면서 가족의 형태는 다양해졌고, 점점 단순해지기도, 복잡해지기도 했다. 그러면서 우리 사회는 미혼모, 비혼모 등 다양한 단어에 관심을 두게 되었다.

얼마 전 방송인 사유리 씨의 '자발적 비혼 출산'은 우리 사회에 신선한 충격을 안겨 주었다. 그러면서 실시간 검색어에 '비혼모'라는 단어가 오르기도 했다. '비혼모'란 결혼은 하지 않고 아이만 낳아 기르는 여자를 의미한다. 사유리 씨는 한국에서는 '비혼모'로서 임신하고 출산하는 것이 거의 불가능했기 때문에 일본에서 정자은행을 통해 정자를 기증받아 출산했다고 한다.

사실, 2007년까지는 미혼 여성이 정자를 기증받는 것을 엄격히 제한하지 않았다. 하지만 그 뒤 모자보건법과 생명윤리법 등이 강화되어 정자, 난자의 채취 및 기증이 까다로워졌다. 현장에서는 법적으로 부부라는 증명이 되어야만 체외수정 시술을 허가하고 있어, 정부가 출생을 장려하면서도 결혼 구조 안에서의 출생만 인정하는 것은 시대적 모순이라는 지적을 피하기 어려워 보인다.

사람들의 의식은 점점 변하는 반면, 사회적 구조와 체계는 그 변화를 따라가지 못하고 있다는 생각이 든다. 아직 우리 사회는 아이를 위한 안정적 가족의 형태를 아빠, 엄마라는 양쪽 부모가 존재할 때 완전하다고 여긴다. 하지만 사회의 가족 형태가 바뀌고 있음을 인정해야 한다. 아이의 양육자가 아빠나 엄마 한쪽일 수도 있고, 혹은 조부나 조모일 수도 있다. 결혼으로만 이루어지는 가족의 형태만이 완전한 가족이라는 개념을 깰 필요가 있는 것이다. 다양한 가족의 형태를 인정할 때 어쩌면 출생률 곡선은 지금처럼 절망적이지 않을 수도 있지 않을까.

2019년 헌법재판소가 낙태죄 처벌조항이 위헌이라는 취지로 판단했지만, 정부는 처벌조항을 그대로 유지했다. 이에 여성계는 '낳을 권리'가 있듯 원하지 않는 아이를 '낳지 않을 권리'가 있음을 활발히 주장해 왔고, 이에 사유리 씨의 비혼 출산은 '낙태권'과 '출산권'에 대한 논의를 더욱 뜨겁게 재점화하는 계기가 됐다.

저출생 현상 … 우리가 흔하게 사용하는 '저출산'이라는 단어 역시 인구 감소의 원인과 책임을 여성에게만 전가하는 단어다. 이제는 '저출산'이 아니라 '저출생'이라는 단어를 사용해야 할 것이다 … 이날로 심각해지면서 2020년 9월까지 태어난 출생아 수가 역대 최저를 기록했다고 한다. 코로나19 확산으로 결혼까지 미루게 되면서 혼인

건수도 최저를 기록했다.

통계청이 발표한 '인구 동향'에 따르면 2020년 9월 출생아 수는 2만 3,566명으로 전년 2만 4,090명보다 2.2%, 524명이 감소했다. 인구 절벽은 심각, 아니 절망적인 수준이다. OECD 36개 회원국 중 합계출산율이 1명에 미치지 못하는 나라는 한국이 유일할 정도다. OECD뿐 아니라 전 세계에서 2019년 INED(프랑스국립인구연구소) 통계 출생률 최저라니 세계에서 가장 아이를 낳지 않는 나라라는 것이다.

그래서 정부가 지난해까지 저출생 대책으로 쓴 예산만 184조 4,000억 원에 달한다. '밑 빠진 독에 물 붓기'가 아니냐는 지적이 나올 수밖에 없다. 여성에게는 아이를 낳을 권리가 있듯 낳지 않을 권리도 있다. 틀에 박힌 인구 정책을 펼친다면 결국 뻔한 결과만을 낳을 수밖에 없지 않을까?

그런 와중에도 우리 사회에는 아이를 원하지만 낳지 못하는 여성들이 많다. 그래서 그들을 위한 난임 정책이 그 어느 때보다 중요한데 아직 관련 정책은 부족하기 짝이 없다.

한편 난임 정책이 만족할 만한 수준은 아니지만 조금씩 변화하고 있는 점은 다행스러운 일이다. 난임 치료비의 건강 보험 적용이 가능해졌고, 나이 제한 폐지와 함께 난임 휴가제가 신설되었다. 하지만 난임 휴가제 같은 경우 공무원이나 대기업이면 모를까 현재의 중소기업 환경에서 쉬이 정착할 수 있을지 의문이 들기도 한다. 아이 낳기 좋은 환경을 만들고 지원하는 것도 중요하지만, 아이 갖기를 원하는 난임 부부들에게 더 쉬운 임신 환경을 만들어 주는 것은 어떤 저출생 정책보다 효과적이고 빠른 대책이라는 점을 꼭 알았으면 좋겠다.

난임은 단순히 한 개인이나 한 가정의 문제가 아니다. 정부는 사회 모두의 책임이라는 인식으로 저출생 정책을 세워야 하고, 의료계는 최선을 다해서 연구와 진료에 매진하지 않으면 안 된다.

한편, 양의학에서 난임 치료가 어떻게 이루어지는지도 알아볼 필요가 있다. 치료법은 다양하지만 아래 4가지 방법이 대표적이다.

* 배란 유도

배란 장애가 있는 경우에 시도한다. 배란 유도제를 복용하게 하거나, 호르몬 주사를 통해 배란을 유도한다.

* 인공수정

남성 난임이거나 원인불명 난임일 경우, 정액을 인공 처리해서 자궁 안에 직접 주입하는 방식이다.

* 체외수정

시험관이라고도 하는 체외수정은 난관에 이상이 있거나 원인불명 난임일 경우, 난자를 채취해서 체외에서 정자와 수정시킨 뒤 자궁 안에 배아를 이식하는 방식이다.

* ICSI(세포질 내 정자 주입술)

남성 난임일 경우 사용하는 치료법으로, 가는 침으로 난자 속에 직접 정자를 찔러 넣어 수정시키는 방식이다.

이 외에도 홈수정 키트를 이용해 자궁경부에 정액을 넣은 캡을 씌워 6시간 머무르게 하는 방법과 여성의 자궁관이 막힌 경우 복강경으로 초기 배아를 이식하는 수정체 자궁관 이식 방법, 그리고 생식세포 자궁관내 이식법으로 정자와 난자를 자궁 안으로 이식하는 방법 등이 있다.

이렇게 다양한 난임 치료 방법이 있지만 사회적 제도, 금전적 문제, 시간의 문제, 인식의 문제 등으로 그 혜택을 보지 못하는 난임 부부들이 많다니 안타까운 현실이다.

예전에는 난임을 여성 개인의 문제로 치부하는 사회적 분위기가 있었다. 하지만 요즘은 우리 공동체의 책임이라는 인식이 조금씩 생겨나고 있다. 난임은 결코 홀로서기가 아니다. 난임이 환경적 문제와 사회적 문제를 복합적으로 안고 있다는 것을 우리는 이미 알고 있다. 그 바람직한 해결을 위해 한 개인의 문제, 곧 '나만의 문제'가 아니라는 사회 전반의 인식이 필요한 때다.

3. 한의학에 답이 있다

2010년 머라이어 캐리와 셀린 디옹의 임신 소식이 보도됐다. 늦은 나이의 임신 소식보다 우리를 더 놀라게 한 것은 세계적인 두 스타의 임신에 한방 침술 치료의 도움이 있었다는 사실이었다.

머라이어 캐리는 정신적 스트레스가 난임의 원인이라고 밝혔는데, 이를 한의학에선 '간기울결'이라고 정의한다. 혈액을 공급하는 간기가 맺혀 소통되지 않는 경우로 위경련, 두통, 극심한 월경통, 월경 시 가슴 통증 등이 나타난다.

간기울결에는 침을 통해 간기를 소통하고, 몰려 있는 것을 풀어 주는 치료를 하게 된다. 이런 치료를 통해 스트레스를 이완시키고 신체의 압력을 해소해 림프 순환 및 혈액 순환을 촉진함으로써 임신에 도움을 줄 수 있다.

우리가 한의학을 무시하고 멀리할 때 세계인들은 한의학에 눈을 열기 시작했고 또한 그 효과에 놀라워하고 있다. 현대 의학이 눈부시게 발전하고 있지만 새로운 병은 자꾸만 생겨나고 있다. 코로나19처럼 말이다. 발전하는 의학이 따라잡을 수 없는 병이라면 거꾸로 생각해 볼 필요가 있을 것이다. 그리고 그 정답은 바로 내 안의 치료일 수밖에 없다. 새로운 병이 생길 때 그제야 그에 맞는 치료법을 찾는다면 어떤 면에서 이미 늦어버린 것이다. 그래서 먼저 내 몸속을 다스리는 예방의학이 중요한데, 그것이 바로 한의학이다.

한의학은 질병의 발생을 단순히 몸의 일부에 국한하지 않고 몸 전체의 생리적인 부조화로 파악한다. 병증을 제거하는 데 집중하기보다는 몸의 저항력을 기르는 데 집중한다고 할 수 있다. 한의학의 원리는 음양오행론(陰陽五行論)과 변증논치론(辨證論治論) 등인데, 이는 일반 사람들에게 다소 형이상학적으로 여겨질 수도 있다. 그런 이유로 사람들은 한의학의 효능이나 효과를 제대로 이해하지 못하는지도 모르겠다. 풀 몇 가지 넣어서 약이라고 하니 말이다. 그러나 수천 년간 경험을 통해 이루어진 학문이라는 사실을 간과해서는 안 된다. 우리가 먹는 유명한 양약 아스피린의 원료는 버드나무다. 이렇듯 식물성 원료로 만들어지는 양약을 믿을 수 없다고 하지 않는 것처럼 말이다.

먼저 한의학의 첫 번째 원리인 음양오행론을 살펴보자. 이는 한의학의 진단과 치료에 있어서 중요한 이론적 근거로 쓰인다. 고대 동양철학 사상으로서 자연계의 모든 사물을 상대적인 개념인 음류와 양류로 나누는 것이 음양이론이며, 오행이론은 목, 화, 토, 금, 수 다섯 가지 사물의 변화로 우주가 이루어진다고 보는 것이다. 음양오행론은 이를 의학에 응용하여 인체의 신체적 현상과 외부 환경과의 상호관계가 서로 따로 있는 것이 아니라 어울려 있음을 말해 준다.

한의학의 두 번째 원리는 변증논치론이다. 이는 증(證)을 살펴서 그 증에 따라 치료 방법을 선택하는 것이다. 체내에 병이 있으면 그 병을 증거(證據)

하는 반응이 겉으로 나타나는데 이를 곧 증이라고 한다. 겉으로 드러나는 증을 바라보고(望:망), 듣고(聞:문), 묻고(問:문), 손으로 짚어 보는(切:절) 사 방면의 증후를 종합하여 변증의 근거로 삼아 병의 근원을 판정하고 치료 방법을 모색한다.

병증의 방법에는 여러 가지가 있는데 그중에 모두를 종합할 수 있는 대표적인 변증으로 팔강변증(八綱辨證)을 들 수 있다. 이는 여덟개의 강령으로 병을 구분하는 것으로 음(陰), 양(陽), 표(表), 리(裏), 한(寒), 열(熱), 허(虛), 실(實)을 살피는 것이다.

앞에서 조금 어렵게 설명했지만, 쉽게 말하면 한의학은 하나의 질병을 단편적으로 관찰하려 하지 않고 전체와의 연관성을 중요시한다. 신체의 기관은 별개가 아니라 반드시 서로 깊은 연관성을 이루고 있다고 본다. 그래서 침을 놓는 자리인 경혈과 아픈 장기가 서로 떨어져 있지만, 그 경혈에 침을 놓으면 아픈 장기에 반응이 나타나고 그 병을 고칠 수 있다고 보는 것이다.

한의학은 처음엔 중국 의학의 영향을 받았지만, 우리 조상들은 독창적이고 창의적으로 한의학을 발전시켜왔다.《동의보감》, 사상의학 등에서 알 수 있듯 우리 민족의 생활습관과 체질에 맞게 승화시켜 중국을 뛰어넘는 우리 민족만의 의학으로 체계화했다고 할 수 있다.

그중에서도 동아시아 의학을 집대성한 세계적인 의서인《동의보감》은 오늘날 한의학의 기초이자 모든 것이라 해도 과언이 아니다.

《동의보감》은 1610년에 조선 시대 의관 허준(1539~1615)이 저술한 의서로 국보 제319호이다. 임진왜란으로 전염병이 번지자 선조는 백성들의 고통을 안타깝게 여겨 일반인도 쉽게 치료할 수 있도록 허준에게 의학서적을 편찬하게 하였다. 이에 허준이 중국과 조선의 의학서적 500여 권을 집대성하여 우리 실정에 맞게 저술한 책으로, '동양 의학의 백과사전'이라고 불린다.

《동의보감》은 총 25권 25책으로 구성되어 있다. '동의(東醫)'란 동쪽의 의학 즉, 조선의 의학을 뜻하며 '보감(寶鑑)'이란 보배로운 거울이라는 뜻이다. 즉 '조선 의학의 정수를 담은 귀중한 책' 정도로 풀이하면 된다. 허준은 조선의 의학 전통을 계승하여 중국과 조선 의학의 표준을 세웠다는 뜻으로 이렇게 이름 지었다.

이 책은 목차 2권, 내용 23권으로 이루어져 있다. 의학 내용은 총 5편으로 구성되어 있는데, 몸을 구성하고 있는 기본적인 요소인 오장육부에 관한 사항을 담은 '내경편(內景篇)' 6권, 눈에 보이는 몸의 각 부위에 관한 기능과 질병을 담은 '외형편(外形篇)' 4권, 몸에 생기는 여러 가지 병의 원인과 증상을 적고 이에 따른 기본적인 치료 방법을 담은 '잡병편(雜病篇)' 11권, 약재를 쉽게 구하는 방법과 처방하는 요령을 담은 '탕액편(湯液篇)' 3권, 침·뜸에 관한 이론과 실재를 다룬 '침구편(鍼灸篇)' 1권으로 구성되어 있다.

내가 생각하는 《동의보감》의 뛰어난 점은 바로 백성들을 생각하는 의학서라는 점이다. 당시에는 우리 민족의 의학서가 없다 보니 주로 중국 의학서를 바탕으로 치료했다. 그래서 중국에서 수입한 비싼 약재를 써야 했고 의원들이 사용하는 병의 이름과 약재의 이름도 온통 어려운 중국어로 된 전문 용어였다. 하지만《동의보감》은 중국에서 수입한 약재 대신 우리 산과 들에서 구하기 쉬운 약재들을 소개했다. 거기다 약재 이름들도 백성들이 사용하는 한글 이름으로 기재해 누구나 쉽게 약재를 찾을 수 있게 했다.

한의학은 최초의 예방의학이다. 보통은 병이 나고 그 후에 고치는 것이 의학이라고 생각하지만, 한의학은 달랐다. 병이 나기 전에 몸을 보호해야 한다는 생각을 400년 전에 했다니 놀라울 따름이다. 또한 우리는 모르고 있었지만《동의보감》은 중국에서 30번 이상 출간되었으며 판각해서 중국 의사들이 돌려볼 정도로 반응이 뜨거웠고 한다. 일본에서도 두 차례 간행되었고 베트남과 독일 등으로 건너가 국제적인 의서로도 사용됐다. 그 가치를 높이 사 2009년 유네스코 세계기록유산으로 등재되었는데, 유네스코에 등재된 200여 점의 기록 유산 중에서 의학 서적은《동의보감》이 유일하다.

한의학이 양의학보다 우수하다고 이야기하고 싶은 것이 아니다. 비교해서 어느 것이 우위에 있고, 어느 것이 열등하다고 나눌 수 없음은 그 근간과 체계가 다르기 때문이다. 그러나 한의학의 원리와 철학을 이해하지 못하면 한의학은 영원히 비과학적이라고 비판받을 수밖에 없다. 이를 이겨내기 위해서 한의학은 스스로 과거에만 머물러 있으면 안 될 것이다. 좀 더 연구하여 한의학의 우수성을 스스로 입증해야 한다. 그래서 더욱 치료와 연구에 매진해야 한다고 생각한다.

4. 한의학으로 난임을 해결한다

《동의보감》 내경편(內景篇) 포(胞) 부분을 보면 임신에 관해 이렇게 서술하고 있다.

"포는 생명을 잉태해서 낳는 근원처이다. 오행의 작용도 아니며 수(水)나 화(火)의 작용도 아니다. 이는 하늘과 땅의 다른 이름이다. 땅인 곤토(坤土)를 본받아 만물을 기른다."

《동의보감》에서 서술하고 있는 포는 여성의 경우 자궁을 의미하며 남자로 말하면 정액을 배출하는 곳을 가리킨다. 곧 포는 넓은 의미로 임신에 기여하는 곳이며, 생명을 낳는 모든 행위에 해당하는 장소를 말한다. 허준은 어떤 오장육부보다 포를 아주 중시하였는데, 생명이 태어나는 일을 매우 중요시했다는 것을 알 수 있는 부분이다.

그러면 한의학에서 보는 난임의 원인은 무엇일까?

중국 의학서 《제병원후론》은 불임증의 원인에 따라 월경 불순일 때, 무월경일 때, 자궁에 냉이 강할 때, 대하병일 때 등으로 구분해 이야기하고 있다.

한의학에서는 이 난임의 원인을 크게 여성 난임, 남성 난임, 원인불명 난임으로 나누고 치료한다.

여성 난임에 맞는 한방 치료

배란 장애

배란 장애는 난임을 유발하는 가장 중요한 원인으로 전체 여성 난임의 30~40%를 차지한다. 이는 규칙적으로 배란이 안 되는 무배란과 간헐적으로 배란이 되는 희소배란으로 나눌 수 있다. 이렇게 난소에서 주기적으로 성숙한 난자를 복강 내로 배출하는 것을 배란이라고 하고, 배란이 배출되지 못하는 현상을 배란 장애라고 한다.

한방 치료 --

배란 장애로 양방 치료를 받는 경우 호르몬 약을 먹거나 배란 유도제를 맞는다. 이 치료가 효과가 없을 경우 시험관시술을 하게 된다. 한방 치료는 조금은 느리지만 스스로 배란할 수 있도록 몸을 만드는 한약을 처방한다. 강제적으로 하는 약물 주입이 아니라 몸이 변할 수 있도록 도와주는 것이다.

난소 기능 저하

난소 기능은 30대 중후반이 되면서 급격히 떨어진다. 난소는 여성의 생식 세포인 난자 배출과 호르몬 생산이라는 두 가지 중요한 기능을 수행한다. 고령일수록 배란되는 난자의 수정 능력은 떨어지고 폐경기 즈음에는 배란을 담당하는 난소의 기능이 완전히 소실된다. 난소 기능은 연령 문제뿐 아니라 다이어트로 인한 저영양 상태나 환경오염으로 인한 내분비 교란 물질 등에 의해 젊은 나이에도 저하될 수 있다.

한방 치료

난소 기능 저하인 경우 한약, 침, 뜸 등의 치료를 하면 그 기능이 좋아진다는 세계 학술지 발표가 있다. 침으로 시상하부, 뇌하수체 등을 자극해 난소축 호르몬 분비를 유도하며, 한약을 통해 몸의 불균형한 체계를 바로잡고, 뜸으로 자궁 내 독소를 배출시켜 난소 기능을 강화하도록 돕는다.

다낭성난소증후군

다낭성난소증후군은 전체 가임기 여성에게 발생하는 흔한 내분비 질환으로 무월경, 무배란 등의 증상이 나타난다. 다낭성난소증후군 환자 중 33~75%가 난임 진단 및 치료를 받는 것으로 나타나기도 한다. 이는 여러 개의 난포가 성장 중간에 성장을 멈춤으로써 배란이 되지 못하는 것으로 난소 안에 난포들이 멈춰 있는 것이 초음파를 통해 관찰된다.

다낭성난소증후군은 임신이 되더라도 자연 유산될 위험이 높다. 그뿐만 아니라 무월경 상태로 자궁내막이 과다 증식하게 되면 자궁내막암의 위험도 커진다고 본다.

이의 가장 일차적인 원인으로는 비만을 꼽고 있고, 비만에 의해 유발된 인슐린 저항성과 에스트론의 과다생성이 이차적인 병인으로 작용한다고 보고 있다. 비만이 원인일 경우는 체중 감량만으로도 난소 기능 개선을 기대할 수 있다.

한방 치료 ···

난소 기능 저하와 마찬가지로 자궁과 난소 등 하부기관과 함께 시상하부, 뇌하수체의 상부 기관에 대한 적극적 진단과 치료를 한다. 난소의 혈액 순환을 개선해 혈액 공급량을 늘려 난소의 기능을 강화하는 한약을 처방한다.

조기 난소부전증

조기 난소부전증은 40세 이전에 폐경과 거의 흡사하게 난소 기능이 정지되는 증상이다. 최근까지 조기폐경과 조기 난소부전증은 함께 사용되어 혼선을 빚기도 했지만 조기 폐경은 난소에 난포가 완전히 사라져 영구적인 의미가 있다는 점에서 조기 난소부전증과는 다르다. 조기 난소부전증의 원인으로 유전적 이상, 바이러스 감염, 화학물질 독성, 자가 면역 질환 등이 있다고 하나 대부분의 경우는 원인을 알 수 없다.

중국 광저우 한의대 연구팀의 연구 결과, 호르몬 치료를 하는 여성들을 대상으로 한약과 병행 치료를 시행하자 호르몬 단독 치료 때보다 호르몬 수치의 회복 및 초음파 검사 결과가 확연히 개선되는 것으로 나타났다. 난포의 질 개선, 호르몬 개선 등에 맞는 한약 처방으로 임신 가능성을 높여 준다.

원인불명 난임

난임 검사에서 이상소견을 찾을 수 없을 때, 난임을 일으키는 요인을 교정한 후에도 임신이 되지 않는 경우를 원인불명의 난임증이라고 한다. 이는 여성의 난임 원인 중 약 30%를 차지한다.

원인불명 난임은 한의학에서 가장 효과를 많이 보는 난임의 원인 중에 하나다. 한의학은 당장의 증상 호전에 의미를 두지 않고 그 증의 기저에 의미를 두기 때문이다. 단지 자궁이나 난소만의 문제로 국한하지 않고 몸 전체와의 연관성을 찾아 임신할 수 있는 몸으로 바꾸어 주는 치료를 하게 된다.

남성 난임에 맞는 한방 치료

난임이 여성만의 문제가 아니라는 것은 이제 상식이다. 난자와 정자가 만나 임신이 되듯 그 원인은 여성인자일 수도, 남성인자일 수도 있다. 학계에 따르면 남성인자가 난임의 원인인 경우가 40%라고 한다. 한의학에서는 남성 난임을 남성불육증이라고 하는데 이는 난자를 수정시키지 못하는 불남으로 정자 이상을 의미한다.

정자 형성 장애

남성의 대표적인 난임 원인이다. 정상적으로 정자를 형성하지 못하는 증상으로 고환염, 염색체 이상, 정류고환 등으로 인해 정자 생성 기능 자체가 떨어지는 것이다. 무정자증, 약정자증, 감정자증 등으로 나타난다.

정자 통로 장애

정자의 형성에는 문제가 없는데 그 이동에서 문제가 생겨 배출하지 못하는 증상이다. 이는 선천적으로 문제가 있을 수도 있고 부고환의 염증이나 외상, 정관폐쇄 등으로 통로가 손상되었을 경우 일어난다. 무정자증 진단을 받은 경우는 정자 형성 장애인지 정자 통로 장애인지 그 원인을 파악하는 것이 중요하다.

정자 기능 장애

정자는 임신에서 아주 중요하다. 보통 건강한 정자라고 불리는 정자의 총 사정 양은 2.0~5.0ml, 총 정자 수는 2천만 개, 운동성은 50% 이상을 말한다. 정자의 운동성이나 수, 모양 등이 현저히 떨어지면 임신 가능성이 줄어들 수밖에 없다.

한방 치료

남성 난임의 주요 원인을 신허로 본다. 신허는 신장을 비롯한 비교생식기 모든 것을 포함한다. 하지만 정자 상태가 좋지 않다는 것은 신허뿐 아니라 몸 전체가 좋지 못하다는 방증이다. 남성의 정자는 난자와는 달리 매일 생성되기 때문에 생활습관과 환경을 바꾸고 꾸준히 치료하면 그 효과가 잘 나타나는 특징이 있다. 한약과 침 치료만으로도 정자 기능이 향상된다는 연구 결과가 있다.

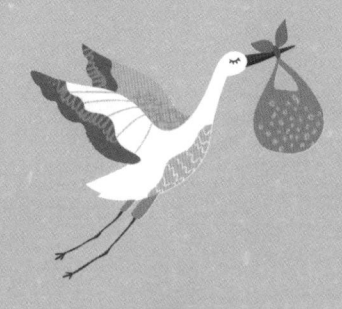

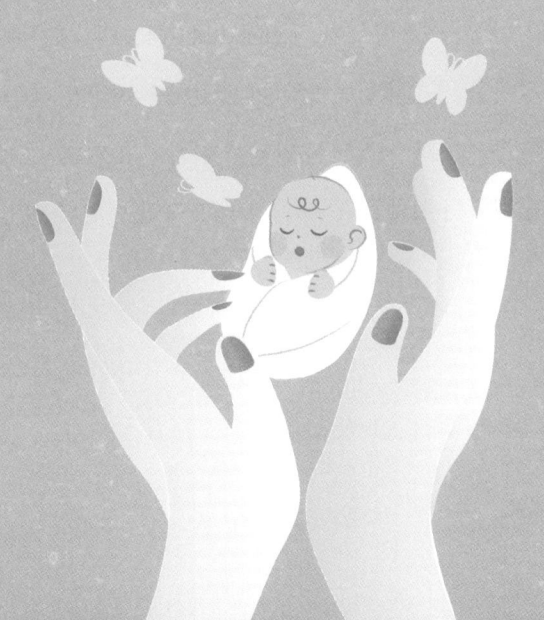

2장

대추밭 백한의원의
난임 처방전

2장 대추밭 백한의원의 난임 처방전

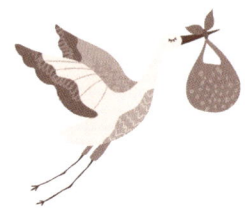

대추밭 백한의원은 130여 년에 걸쳐 난임을 연구하고 치료해왔다. 대추밭의 난임 치료는 단지 임신하게 만드는 것이 목적이 아니라 임신할 수 있는 몸을 만드는 데 방점을 찍는다. 단순히 난임의 원인만을 제거하는 게 아니라 몸의 체계를 바꾸는 것이 목표이다.

오늘날의 난임은 그 양상이 예전과 많이 다르다. 예전에는 배란, 난소 등에 정확한 이유가 있는 난임이 많았다면 지금은 원인을 알 수 없는 난임 혹은 스트레스로 인한 난임이 많아지고 있다. 그래서 그동안 진료하며 겪었던 사례를 통해 가장 대표적인 난임의 원인을 이야기해 본다.

1. 과학으로 증명된 대추밭의 비법

대추밭 백한의원의 난임에 대한 연구는 130여 년의 임상으로 이루어진 결과물이라고 할 수 있다. 하지만 그것은 떠도는 말일뿐, 어떤 과학적 근거를 가지지 못했기에 한의학은 비과학적이라는 말을 듣고도 조용히 속으로만 삼켜야 하는 날들이 많았다. 그래서 2010년 부산대 한의학 전문대학원 하기태 교수팀에 대추밭의 한약을 연구해 달라고 정식으로 의뢰했다. 그렇게 하기태 교수 연구팀은 대추밭 백한의원의 가전비방(한약)을 3년간 연구한 결과를 발표했다. 대추밭 백한의원의 한약이 자궁의 수용력을 높여 임신에 효과가 있다는 과학적 근거를 가지게 된 셈이다. 다음은 그에 대한 하기태 교수와의 인터뷰다.

🔴 **Q** **대추밭 백한의원 가정비방 연구를 시작하게 된 계기가 무엇인가요?**

🔴 **A** 백진호 원장은 5대째 불임 치료를 전문으로 하는 한의원을 운영하고 있으며 저와는 경주 고등학교 동기입니다. 제가 2010년 부산대학교에 임용된 후 불임 관련 연구를 의뢰해 왔습니다. 저 역시 매우 의미 있는 일이라 생각하여 대추밭 백한의원에 이어져 내려오는 가전비방(家傳秘方) 3종을 받아 본 연구를 시작했습니다.

Q 연구 과정은 어땠나요?

A 처음 백진호 원장의 제안을 받고 저는 어떻게 연구를 진행할지 막막했습니다. 그러다 연구실에서 불임 관련된 연구 동향을 살펴보던 중, 세포주(생체 밖에서 계속 배양이 가능한 세포 집합)를 이용하거나 생쥐 등을 이용한 다양한 불임 연구가 진행되고 있음을 알게 되었죠. 특히 불임의 해결되지 않은 문제인 자궁내막의 수용력과 관련해서 다양한 면역 사이토카인이 중요한데, 그중에서도 백혈병 억제인자(LIF)가 핵심적 인자임을 알게 되었습니다. 백진호 원장의 가전비방 3종 중에서 LIF의 발현을 증가시키는 것으로 확인된 2종의 처방이 효과가 있었고, 그 처방의 구성 약물 28종을 연구한 결과 특히 작약을 포함한 3종의 효과가 확인되어 본 연구를 진행할 수 있었습니다.

Q 연구하면서 어려웠던 점이나 장애 요소는 없었나요? 이를 어떻게 극복했는지도 궁금합니다.

A 한 한의원의 가정기방을 기반으로 국내 최초로 자궁내막의 수용력에 관련된 연구를 했습니다. 그러다 보니 연구 재료를 확보하는 것이 어려웠죠. 특히 in vitro(시험관 실험) 실험단계에서 자궁내막의 수용성을 확인할 수 있는 세포주를 구하기 어려웠는데요, 다행히 당시 부산대학교 약학대학에 재직하던 김형식 교수로부터 세포주를 제공받아 연구를 진행할 수 있었습니다. 또한 정상적인 생쥐의 경우 자궁내막 수용력이 뛰어나서 평균 8~10마리

의 태아를 가지기 때문에, 자궁내막 수용력을 억제하는 모델의 개발이 중요하다고 판단했습니다. 그래서 여러 가지 선행 연구를 참고하여 프로게스테론 수용체 길항제인 RU486을 이용해 자궁내막 수용력 감소 모델을 확립할 수 있었습니다.

Q **이번 난임 연구의 성과는 기존의 연구와 무엇이 다른가요?**

A 기존에 진행된 난임과 관련된 약물 연구는 주로 배란 효율의 증진이나 자연임신 모델에서 태자 수의 증가 등에 초점이 맞추어져 있었습니다. 특히 난임 치료에 있어서 핵심적인 난관으로 남아 있는 착상력 감소에 대한 연구는 매우 부족한 실정이었습니다. 그런데 이번 연구는 국내에서는 최초로 시행된 실험적 연구라는 점을 말씀드리고 싶습니다. 또한 향후 임상적으로도 시험관아기(IVF) 등 보조생식술 과정에서 착상 부전으로 인한 난임 환자에게 작약을 비롯한 착상효율 증진 효능이 있는 천연물 유래 신약은 좋은 대안이 될 것으로 예상돼 매우 고무적입니다.

Q **그밖에 특별히 기억에 남는 에피소드가 있나요?**

A 백진호 원장이 제공한 28종의 약물 가운데서 LIF의 발현은 증가시키지만 실제 자궁내막세포와 영양막세포의 결합은 억제하는 약물이 있었습니다. 이 약재들에 대해 문의하자 백진호 원장은 부친과 조부께서도 경험적으로 잘 사용하지 않는 약재였다고 하더군요. 한약에 대한 오래된 경험적 지식

을 과학적 연구로 확인할 수 있는 좋은 표본이었습니다.

대추밭 백한의원이 130여 년 이어온 난임 관련 한약에서 오랫동안 사용한 한방 약재 작약이 자궁의 수용력을 높여 임신을 촉진한다는 사실이 실험적으로 밝혀졌다. 한국연구재단은 미래창조과학부 기초연구사업(선도연구지원센터) 등의 지원을 받은 하기태 교수 연구팀(부산대)이 대추밭 백한의원에서 부인과 질환에 사용해온 작약이 자궁의 수용력을 증진하여 임신을 촉진한다는 것을 실험적으로 증명했다고 밝혔다.

현재 우리나라의 난임률은 13% 이상(2010 건강보험심사평가원)으로 추정되며 계속 증가 추세에 있다. 특히 난임의 다양한 원인 중에서도 산모의 고령화와 연관해 흔히 발생하는 난소 기능의 감소와 자궁의 착상력 부전으로 인한 불임은 현재까지 효과적인 치료법이 개발되지 못했다.

연구팀은 이에 착안하여 5대째 불임 환자를 전문적으로 진료하는 대추밭 백한의원의 가전비방 2종[1]에 포함된 한약재를 중심으로 자궁 내막의 수용력을 조절하는 핵심인자인 엘아이에프(LIF)[2]라는 면역 사

---

1 가전비방 2종 : 오랫동안 의업을 이어온 가문에 전해지는 일반에 공개되지 않은 처방.
2 엘아이에프 : 백혈병억제인자 또는 분화억제인자로 알려진 면역 사이토카인으로 착상과정에 관여하는 여러 인자를 조절하는 기능이 있음.

이토카인의 발현을 증가시키는 약재를 탐색하였다.

그 결과, 함박꽃의 뿌리인 작약이 가장 뛰어난 엘아이에프 발현 증가를 보였고, 인간 세포주를 이용한 실험 결과 자궁내막세포[3]와 영양막세포[4]의 결합이 증가하는 것을 확인했다.

세포 간의 접착에는 주로 인테그린 단백질[5]이 중요한 역할을 한다는 것을 밝혔다. 특히, 생쥐에 프로게스테론 수용체 길항제인 미페프리스톤(RU486)[6]을 처리하여 만든 자궁내막의 수용력이 감소된 동물모델을 이용하여 작약을 경구로 투여한 결과, 생체 내에서도 작약이 자궁내막의 수용력을 증가시켜 임신을 촉진하는 것이 확인됐다.

이번 연구 성과는 자궁내막의 수용력과 관련된 국내 최초의 연구로 난임 치료의 요소 중 하나인 자궁내막 수용력을 증진해 임신율을 높이는 최적의 치료법을 개발하는 데 기여할 것으로 기대된다.

이 연구[7]는 과학과 의학 분야 기초연구 국제학술지인 《플로스원

---

3 자궁내막세포 : 자궁의 안쪽 면을 형성하는 한 층의 세포들로, 실제 착상이 일어나는 과정에 태아가 결합하는 부위가 됨.

4 영양막세포 : 수정란의 발달과정에서 배아의 주위를 싸고 있으면서 실제 착상에서 자궁내막에 결합하는 세포층을 말하며, 착상 후에 태반으로 발달함.

5 인테그린 단백질 : 세포 표면에 있으면서 세포와 세포외기질, 세포와 세포 사이의 결합에 관여하는 단백질.

6 미페프리스톤 : 착상 시기에 중요한 성호르몬인 프로게스테론의 기능을 억제함으로써 수정란의 착상을 막기 때문에 사후피임제로 알려져 있으나 우리나라에서는 실제 임상에 사용되지는 않고 있음.

7 논문명 : Paeonia lactiflora Enhances the Adhesion of Trophoblast to the Endometrium via

《PLOS One》》 2월 3일 자에 게재될 정도로 의미 있는 성과를 보였다.

2. 난임의 첫 번째 원인, 자궁

자궁은 한의학에서 '포(胞)'라고 한다. 그대로 풀면 자식이 들어 있는 집이라는 뜻으로 포대기처럼 싸고 있다는 의미가 된다. 임신에 있어서 자궁은 절대적 역할을 한다. 중국의 의학서《황제내경》에서 자궁은 임신을 담당하는 임맥과 월경을 담당하는 충맥이라는 두 경락을 관할한다고 했다.

인간의 몸에는 우리가 의식하지 않아도 몸의 기능을 조절하는 자율 신경이 분포되어 있다. 하지만 스트레스를 받으면 자율 신경이 무너져 몸이 나빠진다. 그런데 자율 신경 세포는 심장 같은 중요 장기가 우선이라 자궁 같은 장기들은 부수적으로 취급될 수밖에 없다. 그럴 때 우리는 자궁을 잘 순환시키기 위해 따뜻하게 유지해야 한다. 자궁이 따뜻하면 몸의 균형이 조절되어 몸 전체가 좋아지면서 임신이 잘될 수 있는 환경이 되는 것이다.

Induction of Leukemia Inhibitory Factor Expression
저자 정보 : 하기태(교신저자, 부산대), 최희정(제1저자, 부산대), 정태욱(제1저자, 부산대), 박미주(부산대), 이규섭(부산대), 윤영진(부산대), 김형식(성균관대), 이준희(부산대), 권상모(부산대), 이승욱(계명대), 김극준(대경대), 백진호(대추밭 백한의원).

대추밭을 찾는 환자들을 보면 자궁이 냉한 경우가 많았다. 일단 손쉽게 접근할 수 있는 난임 극복법은 따뜻한 자궁을 만들라는 거다. 그렇다면 자궁이 따뜻해지면 어떤 효과가 있을까?

기초체온 상승

기초체온은 아무런 활동을 하지 않은 상태에서의 체온이다. 여성은 배란 후에 기초체온이 상승하는데 이는 배란이 정상적으로 이루어지고 있는지를 확인하는 방법이기도 하다.

기초체온이 1도만 올라가도 신진대사가 활발해져서 면역력이 올라간다. 단 1도만 올려도 알레르기 완화, 암세포 감소, 장 기능 활성화 등의 현상이 나타나는데, 일시적으로 올리는 것이 아니라 기초체온 자체를 올리는 것이다. 자궁을 따뜻하게 하면 신진대사가 활발해져 기초체온이 올라간다. 그래서 옛날 사람들은 배를 따뜻하게 하는 것을 아주 중요하게 여겼다.

안정된 월경

자궁이 따뜻해지면 월경 불순이 사라지고 월경 주기도 안정된다. 자궁이나 난소에 혈액이 잘 공급되기 때문에 자연스럽게 월경 문제가 사라지게 된다.《동의보감》에서도 몸을 항상 따뜻하게 하면 기혈이 왕성해진다고 했다. 자궁이 따뜻하면 월경이 안정되고, 월경이 안정되면 임신할 수 있는 자궁이 준비된 것이다.

임신하기 좋은 환경

자궁이 차갑고 스트레스를 받으면 자궁이 수축하면서 잉태한 생명도 밀어내게 된다. 자궁이 차가워지면 자율 신경의 균형이 무너지고 몸 전체의 순환이 나빠져 임신하기도, 유지하기도 힘들다는 말이다. 엄마의 자궁 건강이 아이의 평생 건강을 좌우한다는 말이 있다. 태아가 자궁 내에 있을 때 어떤 환경이었느냐에 따라 평생 건강에 영향을 미친다니 자궁 건강의 중요성을 다시금 깨닫게 된다.

월경

한 달에 한 번 여성들은 월경을 한다. 달이 차고 이지러지는 주기와 비슷하다고 하여 '월경'이라 부르게 되었다. 또한 여성의 생리 현상이라 하여 '생리'라고 에둘러 표현하기도 하고, 한 달에 한 번 일어나는 현상이라 하여 순우리말로 '달거리' 혹은 높여서 '달손님'이라고도 부른다. 의학적으로는, 배란 후 수정란의 착상이 이루어지지 않아서 자궁점막 일부가 떨어져 출혈과 함께 질을 통해 배출되는 것을 말한다.

대추밭에는 월경과 관련된 문제로 많은 환자가 찾아온다. 청소년 부터 노년까지 연령대도 다양하다. 흔히 우리는 월경을 '작은 출산'이라고 부른다. 그만큼 여성의 몸과 마음을 고되게 만드는 일이기 때문이다. 하지만 월경을 잘 들여다보면 여성의 몸을 잘 알 수 있게 되기도 한다. 꼭 임신, 자궁에 관련된 정보가 아니더라도 월경을 통해 피부, 탈모, 수면 장애 등의 건강 상태도 알 수 있다.

정상 월경

보통 정상적인 월경 기간은 3일에서 7일 사이를 평균으로 본다. 그 주기는 평균적으로 28일로 잡고 있지만, 사람마다 앞뒤로 5일 정도 벗어나는 것은 정상으로 볼 수 있다. 하지만 그 주기가 21일 이하일 경우는 빈발월경, 40일 이상일 때는 희발월경이라고 한다. 월경 주기는 몸의 상태, 환경적 요인, 스트레스에 따라 변할 수 있다.

월경 양은 이틀째에 가장 많은 양의 월경혈이 나오며 한 번에 30~80ml 정도의 양이 배출된다고 한다. 하지만 월경 양이 너무 많거나 적은 경우, 또는 갑자기 월경 양이 변한다면 월경이 정상적이지 않다는 신호이다.

월경통

월경통은 사람마다 다른데 보통 월경 시작 전부터 월경 시작 후 3일 정도까지 이어지기도 한다. 가벼운 월경통은 몸을 따뜻하게 해 주거나 휴식만으로 나아지기도 하지만, 월경통이 심한 사람은 허리통증 등 극심한 고통을 느끼기도 한다.

생리통은 두 가지로 나눈다. 하나는 자궁 근육의 수축으로 발생하는 월경통으로 다른 장기에 이상이 없는 원발성 월경통이고, 다른 하나는 개인의 건강 상태에 따라 나타나는 월경통으로 다른 장기에 이상이 있는 속발성 월경통이다. 속발성 월경통은 자궁내막증, 난관염, 수술 후 유착, 자궁선근증, 자궁근종 등에 의한 월경통을 말한다.

월경통의 정도는 사람마다 다르고 그 원인도 사람마다 다르다. 하지만 월경통은 몸에 문제가 있다고 알려 주는 신호이므로 월경통이 심하면 반드시 진료를 받아야 한다.

한방에서는 월경통 치료에 있어 통증 자체의 해결에 집중하기보다는 통증의 원인을 개선하는 방향으로 해결하고자 한다. 원발성 월경통의 경우 진통제를 복용하거나 그냥 방치하곤 하는데 한방 치료가 월경통에 매우 높은 효과를 보인다는 연구 결과가 있다.

월경혈

* **월경 과다증** : 월경 양이 너무 많아서 생리대를 심하게 자주 갈아야 하거나, 일상생활이 불편할 정도라면 월경 과다증을 의심해야 한다. 자궁근종이나 자궁선근증일 가능성이 있다.

* **월경 과소증** : 월경 양이 생리대가 필요 없을 정도로 적거나 월경일이 아주 짧은 경우 월경 과소증을 의심해야 한다. 이는 자궁내막 유착, 염증, 무배란 월경, 조기 폐경 등의 우려가 있으므로 빨리 치료하는 것이 좋다.

부정출혈

월경의 부정출혈 여부를 알기 위해서는 자신의 월경 리듬을 잘 파악하고 있어야 한다. 그래야 부정출혈인지 월경인지 확인할 수 있기 때문이다. 부정출혈은 월경 기간이 아닌데 질이나 자궁에서 출혈이 일어나는 경우를 말한다. 이는 자궁근종, 자궁내막증, 자궁선근증 같은 자궁 질환에 의해 발생한다. 이러한 질환은 난임을 유발할 수 있으므로 정밀 진단이 필요하다.

월경과 월경 사이 소량의 출혈이 나타나는 경우는 부정출혈과 다른 배란기 출혈일 수도 있다. 배란 시에 일시적인 호르몬 불균형으로 자궁내막이 떨어져 출혈이 있을 수 있다. 그러므로 자신의 월경 리듬을 잘 파악하는 것이 중요하다.

월경은 한 달에 한 번 받는 여성의 건강 성적표라고 한다. 월경 중에 나타나는 신체적, 정서적 상황에 따라 자신의 몸을 체크할 수 있는 것이다. 월경 성적표가 좋지 못하면 여성호르몬의 변화가 깨지면서 두통, 복통, 불면증, 수족 냉증, 우울증, 짜증 등 수많은 증상을 유발하게 된다.

대추밭에서는 이를 '어혈(瘀血)'이라고 하여 난임의 원인으로 본다. 어혈이란 혈액의 소통이 원활하지 않아 한곳에 정체해 있는 증세를 말하는데 이 어혈이 자궁, 하복부에 쌓여 정체되면 난소와 자궁의 기능이 저하되면서 착상이 잘되지 않는다. 이 때문에 난임이 생기게 되는 것이다. 몸 안에 안 좋은 피가 고여 생기는 어혈은 기혈의 흐름을 방해하기 때문에 자궁과 관련된 질병을 유발하게 되고 이는 곧 난임으로 이어지는 것이다. 그래서 몸 안에 쌓인 어혈을 풀어 주는 치료를 하게 된다.

난임을 이기기 위해서는 일단 자신의 월경 리듬을 잘 살펴야 한다. 월경 속에 첫 번째 답이 있다. 월경 주기는 어떠하고, 월경혈은 어떠하며, 월경 양은 어떠하고, 월경통은 어떤지 잘 살펴서 성적을 한 번 매겨 보자. 그래서 낮은 점수가 나온다면 빨리 진료를 받아 보는 것이 난임을 막는 첫 순서일 것이다.

생리통이 심한 사람은 임신이 어려운가요?

○○○ 씨(32세, 결혼 2년 차 공무원)

부부가 원장실로 같이 들어오는데 여성의 얼굴이 매우 창백해 보인다. 여성은 힘없는 목소리로 인사하면서 얼굴을 찌푸린다.

"어디 몸이 안 좋으신 것 같네요?"

"네…."

조심스럽게 진맥을 하니 맥이 약하고 많이 긴장해 보였다. 전체적으로 부하게 떠 있으며 조금씩 걸리는 맥이었다.

"생리를 언제 시작하셨죠?"

"이틀 전에 시작했어요. 그런데 생리 때는 너무 힘들어요. 생리 양도 어마어마하게 많고 생리통도 엄청 심해요."

"혹시 자궁근종이나 자궁에 문제가 있나요?"

"네, 자궁근종이라고 진단받았어요."

부인이 천천히 자기 이야기를 한다. 결혼 초기에 산부인과에서 초음파 검사를 했는데 작은 근종이 있었다고 한다. 그냥 지켜보자는 의사 말에 별거 아니라 여기고 1년이 지나 다시 산부인과를 찾았다. 그런데 검사해 보니 근종이 여러 개 생겼고 크기도 4cm로 조금 큰 상태라고 했다.

자궁근종은 보통 자궁근육층에 혹이 생긴 것을 말하는데 가임기 25% 이상의 여성에게 자궁근종이 있을 정도로 흔한 질환이다. 또한 35세 이상인 여성 중 40% 이상이 경험하는 질환이기도 하다. 자궁근종은 그 위치에 따라 근층내근종, 점막하근종, 장막하근종 등으로 나누며, 악성종양으로 발전할 확률은 0.1% 정도로 알려져 있다. 근종의 위치에 따라 생리과다증, 생리통, 골반통 등이 나타난다.

환자는 심한 생리과다증과 빈혈, 생리통을 호소했다.

"생리 시작하기 전에는 허리가 끊어질 정도로 아파서 거의 누워 있어야 하고요. 생리가 시작되고 둘째 날이 되면 거의 쏟아질 정도로 양이 많아요. 그러면 어지러워서 아무것도 못 하겠더라고요. 그러니까 거의 10일 정도는 아무것도 못 하는 상황이 되는 거죠."

그래서 치료로 호르몬제를 이용해서 생리를 6개월 멈춰도 봤지만 쉽지 않았다고 한다.

병원에서는 빨리 임신하는 게 좋다고 했는데 임신이 쉽지 않을뿐더러 생리 때문에 생활이 엉망이 되었단다. 생리통은 생리를 처음 시작하던 때부터 있었지만, 지금처럼 생리통이 심해진 것은 대학교 때부터였다고 한다. 원래 고향은 울산인데 서울에 있는 대학에 가서 기숙사 생활을 하며 생활습관이 나빠졌지만 쉴 시간이 없었다. 의지와 진통제로 버티면서 취업 준비를 한 끝에 그 어렵다는 공무원 시험에 붙었으나 산전 검사를 하고 나서야 자궁근종이 있다는 걸 알았다. 부인은 그것이 생리통의 원인임을 몰랐고, 또한 난임으로까지 이어질 거라고는 생각하지 못했다.

한국에서는 여성들이 생리통, 생리불순, 냉증 등 여러 가지 생리로 인한 병을 앓으면서도 병원에 가는 것을 꺼린다. 그저 참고 견디다 심해지면 진통제로 버틴다. 그러다 보니 쉽게 고칠 병도 심해지고, 결혼 준비 과정에서 산전 검사를 통해 자신의 병을 알게 되는 여성들이 많다.

자궁근종에 대한 한의학적 치료는 근종 자체를 없앨 수는 없지만 크기를 줄이는 것이다. 하지만 근종의 성장과 악화를 막기 위해 자궁 내 환경을 개선하는 것을 무엇보다 중요하게 여긴다.

그래서 나는 이 환자에게 처음엔 한약 한 재(40봉지)를 처방해서 한 번 드시게 하고 그 이후에도 임신이 되지 않고 생리를 시작하면 한약을 한 번 더 복용하기로 했다. 첫 번째 한약을 복용 후 생리통은 줄어들었지만 임신이 되지 않았고, 두 번째에 한약 한 재와 함께 생리 때 복용하는 한약 4첩을 처방했다. 물론 모든 치료에 있어서 환경과 생활습관의 중요성을 강조했다. 항상 자궁을 차갑고 습하지 않게 할 것과 찬 음식, 인스턴트 음식, 기름진 음식을 피할 것을 권했다. 그리고 항상 긍정적인 마음을 가지고 스트레스받지 않는 환경을 가지도록 독려했다.

환자가 성실히 노력하고 있다는 걸 나는 잘 알고 있었다. 가끔 전화로 상담을 해왔기 때문이다. 자궁을 따뜻하게 했고 항상 배를 따뜻하게 하는 생활을 했다. 매일 유산소 운동과 근력 운동으로 스트레스를 해소했으며, 늘 즐겁게 생활하고 있다는 근황을 전해왔다. 그러다 한약을 모두 복용하고 임신이 되었다는 기쁜 소식이 들려왔다. 환자분의 노력을 알았기에 그 소식이 누구보다 기뻤다.

출산 후

부부는 다시 한의원을 내원했다. 수유 기간을 1년 가졌고 생리는 출산 후 10개월 후부터 시작했는데 이상하게 생리통이 사라졌다고 좋아했다. 병원에서는 자궁근종의 크기도 조금 줄어든 상황이라 한 번씩 크기 관찰만 하기로 했다고 한다. 예전 어르신들이, 생리통이 심한 사람은 임신하고 수유를 하면 낫는다고 했던 경험적 말이 떠올랐다.

대추밭 처방전

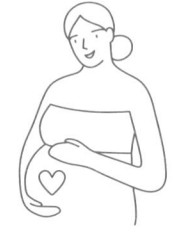

1) 자궁은 몸의 축소판

한의학에서는 자궁근종의 원인을 어혈과 자궁 기능 저하로 보는데 자궁 쪽으로의 혈액 순환 장애, 어혈 등으로 인해 생리 과정에서 자궁내막을 깨끗하게 탈락시키지 못하고 남은 찌꺼기들이 자궁 근육층의 평활근에 안 좋은 자극이 되면서 자궁근종으로 발전한다고 본다.

양의학에서는 자궁근종의 원인은 아직 밝혀지지 않았지만 대부분 가임 기간에는 크기가 커지고 폐경 이후는 크기가 작아지는 것으로 보고 있다. 연구 결과에 따르면 여성호르몬인 프로게스테론, 에스트로겐, 성장호르몬에 영향을 받으며, 또 가족 중에 자궁근종을 가지고 있는 경우에도 발생 확률이 높다. 또한 비만한 여성일 경우 자궁근종이 발생할 가능성이 큰 것으로 밝혀졌다.

대추밭에서는 자궁에 문제가 생겼다는 것은 바로 몸 전체의 상태가 좋지 않다는 방증으로 본다. 전체적인 몸의 상태나 자궁의 상태가 좋지 못한 상황이다 보니 이것이 난임으로 이어진 것으로 볼 수 있는 것이다.

자궁은 여성 건강에 커다란 영향을 미치는 중요한 기관이다. 한의학에서는 혈액이 모여드는 방이라 하여 '혈실'이라고 부르는데, 매달 새로운 혈액과 조직이 떨어지고 새로 생성되는 조직이라 하여 자궁을 제2의 심장이라고도 부른다. 또한 자궁은 외부와 연결되어 언제든 외부의 환경에 영향을 받을 수 있는 조건에 놓여 있다. 그만큼 자궁은 우리 몸 전체의 상태에 영향을 많이 받는 기관이라고 할 수 있다.

그러므로 자궁에 발생하는 다양한 질환으로부터 건강해지기 위해서는 자신의 생활을 돌아보아야 한다. 제일 중요한 것은 여성호르몬 관리와 스트레스를 만들지 않는 환경, 건강한 식사다. 자궁은 곧 내 몸이라고 생각해 주길 바란다. 내 몸이 나쁘면 자궁도 나빠지고 내 몸이 좋으면 자궁도 좋아진다. 그러므로 전체적인 내 몸을 잘 관찰하고 잘 챙길 때, 나의 자궁도 건강해질 수 있다.

2) 음식

① 인스턴트 음식과 거리 두기

여성의 자궁은 여성호르몬뿐만 아니라 환경호르몬과 식물성 호르몬에도 영향을 받는다.

환경호르몬은 몸에서 호르몬을 분비하는 내분비계를 교란해

호르몬의 작용을 방해하거나 어지럽히는 물질로 가짜 호르몬이면서 진짜 에스트로겐처럼 작용한다. 그래서 여성호르몬의 과다 분비를 일으켜 자궁근종의 원인이 될 수 있다. 인스턴트 음식의 포장 용기나 플라스틱 제품, 농약으로 재배된 식재료 등을 통해 나오는 호르몬들이 근종 세포 증식의 원인이 되는 것이다. 플라스틱을 부드럽게 만들기 위해 첨가되는 화학첨가제 프탈레이트가 생식 기능 저하, 생식 기관의 기형, 치부와 기관지 질환, 호르몬 불균형, 암 등을 유발하는 것은 익히 알려졌다.

인스턴트 음식은 가공이 많이 된 음식으로 영양소 파괴가 크다. 천연 재료가 가공 과정을 거치면서 나머지 영양소는 사라지고 탄수화물만 남게 된다. 그 결과 식품첨가제가 많이 들어가게 되니 영양소는 적고 달고 짠 자극적인 음식이 많다. 즉 인스턴트 음식은 탄수화물 함유량이 많고 자극적인 음식으로, 주로 플라스틱 용기에 들어 있다. 그러므로 인스턴트 음식을 먹는 순간 자궁근종 세포의 증식을 위해 밥을 주는 것과 같은 것이다. 자궁근종이 걱정된다면 당장 인스턴트 음식을 끊기를 권한다.

혹시 환경호르몬이 걱정된다면 하루 1.5ℓ 이상의 충분한 물을 섭취하자. 충분한 수분 섭취는 우리 몸의 대사를 원활히 해 주어 환경호르몬을 몸 밖으로 배출시키는 역할을 한다.

② 채소 많이 먹기

케일, 파, 쑥, 시금치, 브로콜리, 토마토, 귤류 등의 채소와 과일은 자궁의 알칼리성 균형을 유지하는 데 도움이 된다. 어떤 증상이든 채소를 많이 섭취하는 것은 도움이 되지만 특히 자궁근종이 있는 경우 더욱 권장하고 싶다.

1997년부터 2009년까지 미국 흑인 여성들을 대상으로 한 자궁근종에 대한 연구에서 감귤류의 과일을 많이 먹으면 자궁근종의 위험도를 낮출 수 있다는 결과가 나왔다. 귤류에는 비타민A가 풍부해서 자궁근종을 줄이고 생성 역시 억제한다는 것이었다. 특히 감귤류에는 플로보노이드가 풍부한데 이는 비정상세포에 직접 작용하여 세포를 줄이는 작용을 한다고 알려져 있다.

브로콜리는 마그네슘이 풍부해서 생리통을 예방하고 자궁 질환 예방에 좋은 음식이며 종양을 억제하는 효소가 있어 특히 좋다. 또한 비타민C가 풍부해 자궁근종으로 인한 과다출혈로 빈혈을 겪는 여성들의 모세혈관을 튼튼히 해 주고, 철분 흡수력도 높여 빈혈을 예방한다. 그뿐 아니라 케일과 과일 등에는 근종의 성장을 억제하는 파이토케미컬이 풍부하게 함유돼 있다. 파이토케미컬은 생식 기능을 회복시키는 필수 영양제로도 알려져 있다. 특히 파이토케미컬은 속살보다 햇빛을 많이 받은 껍질에 풍부하므로 과일은 껍질째 먹는 것을 권한다.

3) 운동

체중 관리

　자궁근종에는 주기적인 운동이 매우 중요하다. 주기적으로 운동한 그룹의 여성들이 그렇지 않은 그룹의 여성들보다 자궁근종 발생률이 낮았다는 연구를 보면 알 수 있다. 이는 여성호르몬이 과잉 분비되지 않도록 하는 것이 중요하기 때문인데, 체지방이 많은 여성의 경우 여성호르몬인 에스트로겐의 농도가 높아진다. 자궁근종은 에스트로겐의 영향을 받는 질환으로 체지방을 줄이는 것만으로도 도움이 되는 것이다. 특히 일반적인 체지방보다 마른 비만이라고 불리는 내장지방이 여성호르몬에 크게 영향을 주기 때문에 주의를 기울일 필요가 있다.

　하지만 자궁근종이나 선근증 같은 자궁 질환이 있는 경우, 신체 호르몬의 불균형 상태가 되기 쉬우므로 체중을 감량하는 것이 쉬운 일은 아니다. 그렇기 때문에 꾸준히 운동하는 게 매우 중요하다. 체지방을 줄인다고 무조건 유산소 운동만 하면 안 되고 근력 운동을 동시에 해 주는 것을 추천한다. 근력 운동을 통해 남성호르몬을 늘리는 것도 중요하지만 주의할 점이 있다. 무게를 이용해 근력 운동을 하는 경우 복부 및 골반으로의 혈류를 증가시킬 수 있으며 이는 자궁근종의 성장을 촉진할 수도 있다. 그러므로 저중량의 근력 운동이 좋은데 요가나 필라테스 등을 권할 만하다.

4) 한방차

녹차

2013년 이집트에서 진행된 임상 연구 결과에 따르면 녹차 추출물이 자궁근종 치료에 효과가 있다. 2㎝ 이상의 자궁근종 병변을 가지고 있는 여성 중 32.6%에서 근종의 크기가 감소했고 빈혈 역시 호전되었다는 결과가 나왔다.

뿐만 아니라 2010년 미국 미해리 의과대학에서 발표한 연구 결과를 보면 녹차 추출물이 자궁근종 세포를 죽이고 자궁근종의 크기와 무게를 감소시키는 것으로 밝혀졌다. 쥐 20마리에 자궁근종 세포를 주입한 후, 10마리는 녹차 추출물 갈산염에피갈로카테킨을 물에 섞어 주고 나머지 10마리는 물만 주고 8주 동안 관찰한 결과, 녹차 추출물을 먹은 쥐들의 자궁근종은 작아지고 무게도 줄어든 것으로 나타났다. 또한 그중 한 마리는 자궁근종이 완전히 사라졌다.

그 외에도 녹차가 자궁근종에 효과가 있다는 연구 결과는 많이 나와 있다. 녹차에는 카테킨 성분이 풍부하다. 이는 암의 발생률을 낮추고 치료에 도움을 준다고 알려져 있으며 체지방 분해에도 좋다.

물론 녹차에는 카페인이 함유돼 있어 이를 걱정하는 사람도 있을 것이다. 하지만 녹차의 카테킨 성분이 카페인의 체내 흡수를 줄여 준다고 하니 과하게 섭취하지만 않으면 긍정적인 효과가 훨씬 크다고 할 수 있다.

임신을 위한 잔소리

나의 습관이 나의 몸을 만든다. 내가 먹고 행동한 것들이 그대로 내 몸에 기록되고 쌓여 자궁에 영향을 미친다. 특히 자궁은 호르몬과 음식에 영향을 많이 받는다. 그러므로 건강한 자궁을 갖기 위해서는 첫째, 좋은 음식을 먹는다. 특히 인스턴트 음식을 피해야 한다. 둘째, 아랫배를 따뜻하게 유지한다. 이는 통증 완화에도 도움이 되며 임신에도 마찬가지다. 셋째, 스트레스를 받지 않는다. 호르몬 균형을 잘 지켜 자궁을 편안하게 해 주어야 한다. 넷째, 적당한 운동을 한다. 운동을 통해 비만하지 않도록 노력한다.

자궁은 내 몸의 척도이다. 몸이 안 좋으면 자궁이 좋지 못하고, 몸이 좋으면 자궁도 좋아진다. 꼭 자궁이 문제라고 해서 자궁만 들여다보지 말고 전체적인 몸 상태를 점검할 것을 권한다.

3. 난임의 두 번째 원인, 비만

《동의보감》에는 지나치게 살찐 여성은 자궁에 지방이 많아 습담이 생기고 자궁 내의 통로를 막아 수정을 방해한다고 했다.

그러면 한의학에서 많이 등장하는 습담은 뭘까. 사전을 찾아보면 수습이 속에 오랫동안 머물러 있어서 생긴 담증이라고 한다. 쉽게 말해 진액이 정체되어 탁해지고 굳어진 것이다. 즉 가래 같은 것을 말한다.

'습'은 쉽게 말해 물이다. 습이 있으면 몸을 무겁게 만든다. 마치 물에 젖은 스펀지처럼 항상 몸이 무겁게 느껴지고, 두통과 만성피로감을 느끼고, 속이 울렁거리게 된다.

'담'은 쉽게 말해 노폐물과 독소다. 가래처럼 바깥으로 배출해야 하는 노폐물을 말한다. 몸 밖으로 배출하지 않으면 몸에 병이 생기는 것이다.

한의학에서는 이 습담이 여러 병의 원인, 만병의 원인이라고 본다. 특히 비만은 습담으로 생기는 병이며, 이는 또 난임의 원인이 되기도 한다.

비만한 여성은 체지방이 많아지면서 에스트로겐이 증가한다. 그러면 남성호르몬은 난포의 성숙도를 떨어뜨려 난소 기능이 쉽게 저하된다. 이로 인해 난포가 제대로 성숙하지 못하고, 성숙하지 못한 난포가 증가하여 무월경, 월경 불순, 난임 등으로 발전할 가능성이 커진다.

남성에게도 마찬가지다. 비만인 남성에게는 여성호르몬이 증가하고 이는 정자 생성에 나쁜 영향을 미칠 수밖에 없다. 특히 복부와 하체에 지방이 집중되면 고환의 온도를 상승시키기 때문에 정자 생성을 방해하게 된다.

한의학에서 습담이 만병의 근원이라고 했듯이 현대에는 비만을 만병의 근원으로 본다. 체중 관리를 위해서는 일단 식단 조절을 해야 한다. 채소나 단백질 섭취를 높이고, 가공식품, 알코올, 카페인은 적게 섭취하도록 한다. 또한 꾸준한 유산소 운동과 주 3회 정도 근력 운동을 권한다.

대추밭을 찾는 난임 부부 중에도 비만으로 고민인 부부가 많다. 결혼 후 갑자기 살이 찐 경우가 많았는데 이런 분들에겐 무리한 다이어트보다 천천히, 평생 유지할 수 있는 다이어트를 권한다. 단시간에 살을 빼는 건 쉽다. 그것을 꾸준히 유지하는 것이 중요하다. 그러면 저절로 임신할 수 있는 몸이 될 수 있다고 생각한다.

결혼하고 나서 살이 많이 쪘어요

○○○ 씨(31세, 결혼 3년 차 주부)

장마가 끝없이 이어지던 지루한 여름날, 풍채 좋은 한 부부가 나란히 진료실 안으로 들어왔다. 아내의 얼굴은 희고 풍채는 좋았지만 힘은 없어 보였다. 같이 들어오시는 친정어머니를 꽤 빼닮았다. 결혼한지 3년이 됐다는 부부는 신혼생활 1년 후부터 임신을 준비했다. 그런데 2년째 임신이 되지 않아 난임 전문 병원을 찾았다. 배란 유도를 세번 정도 했지만 그래도 임신이 되지 않자 인공수정을 앞두고 대추밭을 찾아온 거였다.

부부는 겉으로 보기에 조금 통통하다 싶을 정도로, 심한 비만으로 보이지는 않았다.

"혹시 결혼 후에 급격히 살이 쪘셨나요?"

"네, 원래는 55kg 정도였는데 지금은 65kg이 넘어요."

예상대로 결혼 후 급격히 살이 찐 경우였다. 남편 역시 80kg에서 90kg으로 체중이 늘었다. 부인은 결혼 전까지는 직장 생활을 했지만, 결혼과 함께 직장을 그만두고 전업주부로 생활하고 있었다.

신중히 진맥을 했다. 맥이 무겁고 느렸다.

"생리는 규칙적인가요?"

"아니요, 결혼 전에는 생리 주기가 35일 정도로 조금 늦었는데, 결혼 후에는 점점 더 늦어지는 것 같아요. 그래서 병원에서 다낭성난소증후군 진단을 받았어요…."

앞에서도 설명했지만, 다낭성난소증후군은 한의학에서 생각하는 난임의 원인 중 하나로, 쉽게 말해 월경과 배란이 잘되지 않는 것이다. 특히 BMI(체질량지수)가 25% 이상인 비만 여성에게 잘 발생하는 증후군이다. 부부는 원래도 체중이 평균 이상이었지만 결혼 후에 몸이 더 불어나자 호르몬 균형이 허물어진 것으로 보였다.

50대 후반의 친정어머니도 출산 전에 생리가 불규칙했었다고 한다. 하지만 당시에는 마른 체형이었고, 첫째 아들을 낳은 후 둘째로 환자분이신 딸을 낳았다고 한다. 그런데 둘째를 출산한 이후 급격히 살이 쪘고 지금도 살이 찐 상태였다.

"혹시 우리 딸이 나를 닮아서 이런 건지 걱정이 되네요. 처녀 때는 그렇게 말라서 걱정이었는데 지금은 살이 안 빠지니…."

혹시라도 당신 체질을 닮은 건가 걱정이 가득한 얼굴이었다.

하지만 원인은 다른 데 있었다. 부부와 많은 이야기를 하면서 나는 그 원인을 바로 찾을 수 있었는데, 바로 야식이었다. 신혼생활하면서 남편이 퇴근하면 함께 야식을 먹는 것이 부부에게는 큰 즐거움이었다고 한다. 점점 배달음식이 다양해지고 간편해지면서 부부에게 밤은 달콤한 천국이었겠지만, 그동안 몸은 조금씩 균형을 잃어가고 있었던 거다.

야식은 수면장애를 가져오고 장 기능을 떨어뜨린다. 전날 과하게 먹었으니 다음 날 아침 식사는 부담스러워 못 먹게 되고, 점심은 대충 먹고, 다시 저녁에는 폭식하게 된다. 악순환이 계속되는 것이다. 이런 생활이 계속되자 남편은 과민성 대장염과 만성피로, 피부 트러블까지 생겼다. 그러나 무엇보다 가장 우려되는 부분은 아내의 운동량이 급격히 감소했다는 것이다. 직장을 그만두면서 활동량이 줄었는데 음식 섭취량은 늘었으니 체중은 늘 수밖에 없는 생활 패턴이다.

보통 남성의 경우 뚱뚱해지면 성호르몬의 균형이 깨지면서 정자 수가 감소하거나 기형 정자가 만들어질 수 있다. 또한 여성의 경우, 30세 전후부터 대사량이 떨어지기 시작해 체중이 불기는 쉽고 빠지기는 어려워진다. 안 먹어도 체중이 빠지지 않고 먹으면 살이 찌는, 누구도 원하지 않는 체질로 바뀌는 것이다. 이런 상황에서 한국 사람들이 좋아하는 '단짠 음식(달고 짠 음식)'을 먹으면서 병원 약을 먹는다면 효과가 있을까? 대추밭이 부부에게 내린 첫 번째 치료법은 아주 단순했다.

살을 뺀다는 것은 매우 간단한 원리다. 자신이 하루 사용하는 열량보다 더 많이 먹게 되면 살이 찌는 것이다. 그러니 섭취량을 줄이면 살이 빠진다. 이론은 아주 쉬워 보이지만 세상 쉽지 않은 일이 다이어트라는 것을 우리는 잘 알고 있다.

임신은 평생의 준비가 필요하다고들 한다. 건강한 식습관은 임신뿐 아니라 건강한 삶을 위해서 꼭 필요한 요소다. 임신을 준비하는 기간과 임신 기간, 또 출산으로 이어지는 모든 과정에서 건강한 식습관은 아주 중요하다는 것을 기억하자.

약을 먹고 3개월 후

부부가 다시 한의원에 내원했다. 처음에는 알아보지 못했다. 살이 빠져서 못 알아본 것이 아니라 혈색이 좋아지고 표정이 밝아져서였다. 부부는 나의 조언대로 잘 따라 주었고 다이어트와 체질 개선에 성공한 모습으로 나타났다. 그리고 한약을 한 재 더 먹은 후 자연임신이 되었다는 소식을 들었다.

친정어머니의 시대에는 먹는 것이 적었고 같은 가정주부라 할지라도 지금처럼 가사가 편리화되지 않아서 많이 움직여야만 했다. 결혼도 비교적 일찍 했으며 스트레스도 적었으므로 본인은 월경 불순이란 것만 알았지 호르몬이나 배란일이란 걸 몰라도 임신에 대한 걱정이 없었다 한다.

출산 1년 뒤

부부는 다시 한의원에 내원했다. 그런데 놀랍게도 부부는 처음 한의원에 왔을 때의 몸으로 돌아가 있었다. 무슨 일인지 놀라서 물어보니 출산 후에 운동을 못 하고 스트레스로 식습관이 다시 나빠져 살이 쪘다고 했다. 그러면서 이번에는 둘째를 낳고 싶다고 다시 식습관을 개선하고 다이어트할 테니 한약을 지어달라고 했다. 그래도 부모의 체질을 닮았는지 가슴에 안고 있는 아기의 모습이 무척이나 건강해 보였다.

대추밭 처방전

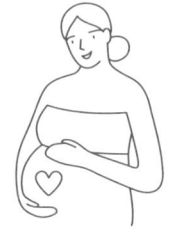

1) 다낭성난소증후군

다낭성난소증후군(PCOS)은 전체 가임기 여성의 5~10%에서 발생하는 가장 흔한 내분비 질환으로 희발월경, 무월경, 무배란, 불임증, 다모증 등의 증상을 나타낸다. 일반적으로 다낭성난소증후군의 가장 일차적인 원인은 비만으로 알려졌으며, 비만에 의해 유발된 인슐린 저항성과 에스트론의 과다 생성이 이차적인 병인으로 작용한다.

배란 장애는 다낭성난소증후군 환자의 약 60~85%에서 관찰된다. 희발배란, 무배란으로 인해 희발월경, 무월경이 흔하고, 약 30%에서는 기능성 자궁 출혈을 보이며, 드물게는 빈발월경(월경 주기가 규칙적이나 24일 이내로 비정상적으로 빠른 경우)을 보이는 경우도 있다.

다낭성난소증후군 환자는 다른 치료 없이 체중만 줄여도 혈중 인슐린 및 안드로겐(주로 테스토스테론) 농도를 감소시킬 수 있다. 이러한 변화는 정상적인 월경 및 배란의 회복을 유도할 수 있는 것으로 알려져 있다.

한의학에서는 비만이 기허(氣虛) 및 습담(濕痰)과 관련 있으며,

자궁과 연계된 경락 기능에 장애를 일으켜 난임을 유발할 수 있다고 알려져 있다. 비만한 여성은 지방이 자궁을 폐색하여 임신이 힘드니 행습조담(行濕燥痰) 해야 한다고 하였으며, 비만으로 인한 난임의 원인은 기허라고 하였다.

2) 음식

① 당지수(GI) 높은 음식 피하기

당지수(Glycemic Index, GI)는 음식을 섭취한 후 혈당이 상승하는 속도를 나타내는 수치다. GI 지수가 높은 음식을 섭취하는 여성이 그렇지 않은 여성에 비해 배란 장애로 인한 난임의 위험성이 높고, GI 지수가 낮은 식단으로 바꿀 경우 배란 기능 정상화에 도움이 된다는 연구 결과도 있다.

GI 지수가 높은 음식은 흰쌀, 흰 밀가루, 백설탕 등이 있으며 낮은 음식으로는 가공하지 않은 곡류나 통밀, 현미, 바나나, 배, 사과 등이 있다. 또한 탄산음료나 가공식품 섭취를 줄이는 것이 좋고, 추천 음식으로는 누구나 쉽게 접할 수 있는 비빔밥이 권할 만하다.

② 식물성 단백질 섭취하기

된장이나 청국장, 두부 등 콩으로 만든 음식은 에스트로겐 호르몬이 과도하게 분비되는 것을 막아 주기 때문에 배란 장애 예방에 효과가 있다. 반대로 소고기나 돼지고기 같은 동물성 단백질을 많이 섭취하면 배란 장애, 비만, 성인병, 난임의 위험성이 높아진다.

③ 트랜스지방 피하기

혈관 속 중성지방의 농도가 높은 경우 난포의 성숙을 방해해서 좋은 난자의 배란에 방해가 될 수 있다. 혈액 속 중성지방 농도를 높이는 트랜스지방은 액체 상태의 식물성 지방에 수소를 첨가해서 고체 상태로 만들 때 생기는 지방을 말한다. 트랜스지방은 인스턴트 음식, 감자튀김, 치킨 등에 특히 많이 들어 있다. 이런 나쁜 콜레스테롤은 낮추고 좋은 콜레스테롤은 높여 주는 '좋은 지방'을 섭취하는 것이 좋다. 호두, 잣, 아몬드, 올리브오일 등이 이에 속한다.

3) 운동

코어 운동

다낭성난소증후군 환자에게 가장 중요한 건 운동이다. 이 병의 특징은 비만하거나 마른 비만, 즉 근육량은 적고 체지방이 높은 여성들이 많다는 거다. 운동은 통상적으로 40분 이상 주 4회 이상을 권한다. 어려우면 최소 강도 있는 운동을 적어도 15분씩

매일 하는 것을 포함하도록 한다. 15분 고강도 간헐적 운동 결과 인슐린 작용이 좋아져 배란 장애가 개선되었다는 연구가 있다. 일상생활 속에서 가벼운 걷기와 계단 오르기 등 의식적으로 많이 걷는 것을 추천한다.

특히 근육량을 늘리는 것은 중요하다. 근육량이 증가하면 인슐린 저항성이 개선돼 호르몬 균형을 잡아 주어 테스토스테론을 증가시키는 역할을 하기 때문이다. 그중에서도 코어 운동은 매우 중요하다. 코어 운동을 통해 혈액 순환이 좋아지고 골반 근육과 괄약근 강화에 도움이 된다.

4) 한방차

① 익모초

익모초(益母草)는 풀이하면 '어머니(여자)에게 도움을 주는 약초'란 뜻이다. 맛은 맵고 쓰며, 성질은 약간 차고, 효능은 생리 조절 작용을 한다고 알려져 있는데 《동의보감》에는 불임증과 월경 불순에 효과가 있다고 나와 있다.

또한 레오누린(Leonurine) 성분이 함유돼 있어 자궁을 수축시키고 냉 분비를 억제해 생리통을 완화하는 데 도움을 준다. 뿐만 아니라 레오누린 성분은 구아니딘(Guanidin) 화합물로 당 대사에 영향을 주어 다이어트에도 좋다.

익모초는 주로 차로 마시거나 환을 만들어서 섭취하는데 차로 마실 때는 물 1ℓ와 익모초 350g을 중간 불에 은은하게 달여 마시면 좋다.

단 익모초는 자궁을 수축시키기 때문에 임신부는 너무 많이 마시지 않도록 한다.

② 진피(귤피)

진피는 제주도 등에서 생산되는 귤나무의 성숙 열매껍질이다. 맛은 맵고 쓰며 성질은 따뜻하다. 효능은 첫째, 다이어트에 도움이 된다. 주성분인 헤스페리딘(Hesperidin)은 지방 분해 효소 리파아제를 억제하는 기능이 있으며, 또한 진피는 한방에서 비만을 초래하는 습담을 제거하는 효과가 있다. 둘째, 염증을 억제한다. 진피에 들어 있는 비타민C, 노빌레틴, 헤스페리딘 성분이 활성산소를 제거해 주며 외부의 세균이나 바이러스에 대한 면역력을 높이는 것으로 알려져 있다.

진피는 차로도 쉽게 구해서 마실 수 있다. 하루 10g(익모초와 진피를 5:5)을 깨끗이 씻어서 말린 후 5분 정도 끓여서 3회로 나누어 꾸준히 마시면 효과를 볼 수 있다.

임신을 준비할 때부터 바른 식습관을 가져야 임신이 된 후에도 임신 중독에 걸리지 않고 출산할 때도 큰 도움이 된다. 비만 부부에게 내린 처방은 간단했다. 야식을 줄이고 아침 식사를 하되 사찰음식에 가까운 식단을 권했다. 고기는 먹되 수육이나 장조림처럼 기름기를 빼고 먹기를 조언했다.

체중이 늘어난 것을 제외하고는 체격이 좋고 건강한 체질이었기 때문에 처방으로 기혈순환과 과체중으로 생긴 습담을 없애는 약을 지어 주었다. 습담은 우리 몸을 순환하는 체액이 혈액과 림프액, 뇌척수 등에 머물러 습기처럼 변하는 것을 말한다. 이것들이 쌓이면 몸에 독소가 되는데 이를 유발하는 밀가루, 튀김, 너무 달거나 짠 음식을 피하기만 해도 큰 효과를 얻을 수 있을 거라 판단했다.

또한 헬스장에 가는 것이 어렵다면 매일 가벼운 운동이라도 꾸준히 하기를 권했다. 운동만큼 기혈순환에 도움을 주는 것이 없기 때문이다. 결국 현대인은 과하게 먹고 움직임이 적은 것이 문제이므로 이를 고치는 것이 우선이 되어야 한다.

4. 난임의 세 번째 원인, 스트레스

우리나라 사람이 가장 많이 사용하는 외래어가 스트레스라고 한다. 스트레스란 단어는 19세기 물리학에서 '팽팽히 조인다'는 뜻의 라틴어 'Stringer'에서 기원한다. 의학 영역에서는 정신적, 육체적 균형과 안정을 깨뜨리려고 하는 자극에 대하여 안정 상태를 유지하기 위해 변화에 저항하는 반응이라고 정의한다. 그렇다면 이런 스트레스가 임신에 어떤 영향을 끼치는지 알아볼 필요가 있다.

첫째, 활성산소에 대한 환원 능력 저하

우리 몸은 각 세포 안에 미토콘드리아라고 하는 작은 기관이 있다. 이 기관은 에너지를 만드는데 그 과정에서 활성산소가 필요하다. 체내에서는 매 순간 활성산소가 발생하기 때문에 우리 몸은 활성산소의 발생과 제거를 동시에 수행하는데, 만약 이 균형이 망가지면 활성산소가 너무 많아지게 된다. 이 상태를 산화스트레스라고 한다. 이 산화스트레스는 노화, 암, 심장병 등으로 이어지게 된다.

즉, 몸의 각 세포에서 일어나는 대사에 의해 활성산소가 만들어지지만, 우리 몸은 이를 잘 해소하고 환원하며 균형을 맞추고 있다. 하지만 나이가 들면 그 능력이 떨어지게 되고, 스트레스로 우리 몸은 노화한다. 미토콘드리아에서 제대로 대사가 이루어지지 않으면 우리 몸 중에서 가장 큰 세포인 난자가 먼저 영향을 받게 된다. 스트레스를 받은 난자의 대사기능과 성숙도를 떨어뜨려 난임으로 이어지게 되는 것이다.

둘째, 코르티솔의 과다 분비

코르티솔이란 부신피질에서 생성되는 스테로이드 호르몬의 일종으로, 외부의 스트레스와 같은 자극에 맞서 분비되는 물질이다. 코르티솔은 간, 근육, 지방 세포 등에 작용하여 스트레스에 대항, 몸 전체적으로 에너지를 공급하게 하는 신호를 전달한다. 즉, 코르티솔의 분비가 높으면 스트레스가 높다는 의미다.

코르티솔은 스트레스와 같은 외부 자극에 맞서기 위해 많은 혈액을 방출시키는데 이는 근육 긴장, 동공 확장, 혈압 상승으로 이어지면서 여성호르몬 GnRH를 억제한다. 이와 같은 작용은 곧 난소에 영향을 끼치고 배란에 영향을 미치게 되면서 난임으로 이어진다.

이러한 내용은 연구로 이어졌는데, 난임 여성과 가임 여성의 코르티솔을 비교해 보았을 때 가임 여성의 코르티솔 분비가 훨씬 낮았다는 연구 결과가 있다. 난임 여성의 코르티솔 분비가 높았으며 활성산소에 대한 환원 능력 또한 떨어진다는 결론이 나왔다. 결국, 스트레스를 꾸준히 받는 상황에 놓이게 되면 난임에 영향을 준다는 것이 객관적으로 밝혀진 것이다.

여기서 우리는 난임으로 인해 스트레스를 받는 것인지, 아니면 스트레스로 인해 난임이 생기는 것인지 근본적인 의문에 부딪히게 된다.

어떤 연구는 난임이 우울증으로 이어졌다는 결과를 제시했고, 어떤 연구는 우울증이 난임으로 이어졌다는 결과를 제시했다. 하지만 이런 연구 결과는 예전, 정신의학에 대한 이해도가 높지 않았을 때 자료를 토대로 한 게 아닐까 생각한다. 최근 연구 결과를 보면 대부분 우울증을 앓고 있는 여성은 그렇지 않은 여성보다 두 배의 난임 가능성을 보였다는 발표가 있다. 어쩌면 그동안 자신도 모르게 경미한 우울감과 불안감이 있었는데 스스로 인식하지 못하다 임신 시도와 함께 증세가 급격히 상승했을 가능성이 있어 보인다.

사실 우울증이라는 것은 스스로 인지하지 못할 때가 많다. 잠깐 기분이 저조한 것뿐이라고 여기는 사람들이 대부분이다. 누군가 그것이 우울증이라고 말해 주지 않는 이상 일반적으로 우리는 그것을 명백히 알 수 없다. 그래서 평상시 난임 우울증에 대해 스스로 진단해 볼 필요가 있다. 지난 2주 동안을 토대로 아래의 증상을 느꼈는지 체크해 보자.

우울 증상	체크 사항			
	없음	2일 이상	일주일 이상	거의 매일
* 어떤 일에도 관심이나 재미가 없음	0점	1점	2점	3점
* 처지는 느낌, 우울감 혹은 절망감	0점	1점	2점	3점
* 수면 패턴 변화(불면, 수면 과다, 자주 깸)	0점	1점	2점	3점
* 피곤함 혹은 기운 없음	0점	1점	2점	3점
* 식욕 저하 혹은 과식	0점	1점	2점	3점
* 자신을 못마땅하게 여김, 실패자 같음 자신이나 가족을 실망시켜 왔음	0점	1점	2점	3점
* 신문 읽기나 텔레비전 시청과 같은 일상적인 일도 집중하기 어려움	0점	1점	2점	3점
* 움직이는 것이나 말하는 것이 너무 느림 안절부절 평소보다 가만히 있지 못함	0점	1점	2점	3점
* 차라리 죽는 것이 낫겠다는 생각 혹은 자신을 스스로 해칠지도 모른다는 생각	0점	1점	2점	3점

제공 : 보건복지부 중앙난임우울증상담센터

이 체크리스트에서 총점이 10점 이상이라면 우울증으로 전문 상담이 필요하다고 본다.

우울증은 꼭 치료가 필요한 질병이다. 임신을 위해서도 필요하지만, 평생 건강을 위해서도 꼭 필요하다. 앞에서도 말했지만 스트레스는 코르티솔 분비를 높이며, 활성산소에 대한 환원 능력을 떨어뜨린다. 또한 혈압 상승, 콜레스테롤 증가, 인슐린 증가와 같이 심장과 심근계 건강을 위협한다. 특히 난임 치료를 받고 있거나 오래 받았을 때는 우울감, 긴장감, 불안감이 가임 여성보다 두 배 이상 높다는 결과가 있다. 그러므로 난임 치료를 받는 여성이라면 꾸준히 스트레스 관리를 해야 한다.

세상은 너무 바쁘게 돌아가고 할 일이 많다. 그래서 자신을 돌아볼 시간이 부족하다. 대추밭을 찾는 부부들을 보면 자신이 얼마만큼 스트레스를 받고 있는지도 모르는 분들이 많다. 그만큼 자신보다는 생활을 우선해서 살기 때문이다. 당연하다. 자신에게 물음을 던지고 고민할 시간을 가질 수 있는 사람이 현대에 얼마나 되겠는가. 그래도 한 번씩은 팽팽한 삶의 끈을 살짝 내려놓고 쉬어가기를 권해 본다. 스트레스라는 것은 외상처럼 어디가 부러지고 피가 나는 병이 아니다 보니 대수롭지 않게 여기지만, 현대인에게는 어떤 병보다 더한 불치병이기도 하니 말이다.

임신이라는 말만 나와도 스트레스를 받아요

○○○ 씨(38세, 초등학교 교사)

밝고 건강한 미소를 가진 부부가 진료실로 들어왔다.

"안녕하세요."

"네, 선생님."

다른 사람까지 기분 좋게 만드는 미소를 가진 부부다.

"사람들이 많네요. 이렇게 난임 부부들이 많은가요?"

"아, 네. 꼭 임신 때문에 오신 분들 말고도 있으니까요."

"그래요? 다 임신이 안 돼서 오신 분들이라고 생각했는데. 아닌 분들도 있군요….'

갑자기 부인의 얼굴이 어두워졌다. 모두 난임을 겪고 있는 부부들이라고 생각했는데 그냥 보약을 짓기 위해 온 사람도 있다고 하니 동질감이 사라져서일까. 기분이 한순간 가라앉아 보였다. 그러더니 한

숨을 쉬며 자기 이야기를 꺼내놓기 시작했다.

38세 부부 교사로 2년 전부터 난임 치료를 받고 있다고 했다. 하지만 결과가 좋지 못했고, 혹시나 하는 마음으로 한의원을 찾게 됐다.

결혼을 하고 처음 2년 동안은 신혼을 즐겼다. 여행 다니고 이것저것 하고 싶은 취미 생활도 즐겁게 했다. 그러다 이제 아이를 가지면 좋겠다 싶어 임신을 시도했지만 잘되지 않았다. 처음엔 진지하게 임하지 않아서 그렇다고 생각하고 심각하게 받아들이지 않았는데 어느 순간 덜컥 겁이 나더란다.

임신하게 되면 먼저 부인이 육아 휴직을 하고 아이가 조금 자라면 남편이 육아 휴직을 해서 엄마와 아빠 모두 육아에 전념하려고 했다. 그렇게 행복하게 임신 준비에 들어갔다. 그런데 시간이 지날수록 그 기간이 길어졌다. 부부 모두 난임의 원인이 될 만한 것은 없다고 했다. 인공수정, 시험관으로 넘어갔다. 몸에는 이상이 없고 배란일도 잘 맞추는데 왜 임신이 되지 않는 것일까. 배란 테스트기와 임신 테스트기에 들인 비용만 해도 수백만 원이 넘었다고 한다.

그러는 사이 부인의 스트레스는 날로 높아갔고, 불쑥불쑥 화내는 날이 많아졌다. 그럴 때면 남편은 어떻게 해야 할지 몰라 두렵다고 했다.

"임신 때문에 스트레스를 받고 있다고 느낀 게 언제부터인가요?"

"작년부터인 것 같아요. 갓 결혼한 시누이가 임신했다고 전화를 했는데, 그때부터 갑자기 가슴이 답답하더니 마음이 급해지더라고요. 괜히 시누이 부부와 마주치는 게 두렵고, 그래서 시부모님댁 방문도 꺼려졌어요. 혹시 시누이와 마주칠까 싶어서요. 그래서 시누이 부부가 안 온다는 주말에 시댁에 방문했는데 떡하니 시누이 부부가 와 있는 거예요. 일부러 저희 시간과 맞췄다고 하더라고요. 정말 화가 났어요. 2년째 난임 치료를 하는 저희 부부한테 자랑하려고 시간을 맞춰서 왔나 싶어서 섭섭하기도 하고, 밉더라고요."

부인은 다시금 그때의 일이 생각나는지 얼굴이 붉어졌다. 그러더니 토해내듯 이야기를 이어갔다.

"우리 부부는 이렇게 힘든 시간을 보내고 있는데 자신들의 기쁨만 표하고 자랑하면 그만인가…. 우리 부부 기분 같은 건 아랑곳하지 않고 자기들 생각만 하는 시누이 부부에게 적대감까지 들더라고요. 그때부터 누워 있어도 그 생각이 나고, 수업하다가도 불쑥불쑥 그 생각이 났어요. 그러면서 시누이 부부가 더 멀어졌고 이제는 전화가 와도 받기 싫어요."

부인이 이렇게 말하자 남편의 얼굴 역시 일그러졌다. 스트레스를 받는 듯했다. 스트레스받는 아내를 보며 자신도 스트레스를 받아왔던 것이다. 아내는 임신이라는 말만 나와도 스트레스를 받았고, 그런 부인을 보면 남편도 짜증이 나는 상황이 반복되었던 것으로 보였다. 임신, 부인, 남편이라는 스트레스의 쓰리 쿠션을 깨야 한다는 생각이 들었다.

스트레스는 아주 사소한 것에서부터 비롯되곤 한다. 작은 스트레스 요인들이 쌓이고 쌓여서 우울증으로 이어진다. 임신이 되지 않는다는 것은 이미 커다란 스트레스다. 그런데 거기에 보태어 일상적인 스트레스까지 쌓이고 쌓이면 임신이 더욱 어려워질 수밖에 없다. 앞에서도 말했듯 스트레스는 가장 흔한 난임의 원인이기 때문이다.

요즘은 특히 원인불명의 난임을 겪는 부부들이 많다. 이런 경우 대부분 스트레스가 원인일 확률이 높다. 우리 눈에는 보이지 않지만 스트레스가 난임을 낳고 난임은 스트레스를 낳는 끊을 수 없는 고리에 빠지게 된다. 이는 부부의 삶의 질을 한없이 떨어뜨리며 정신 건강에도 악영향을 미친다.

이 부부 역시 진맥이나 검사 결과, 난임의 이유는 없었으므로 원인불명 난임으로 보였다. 그리고 그것은 분명 스트레스에 기인한 것이란 생각이 들었다. 남편의 몸은 지극히 정상이지만 임신만 준비하면 발기부전으로 관계가 잘 안 되고, 부인 역시 건강했지만 일과 시댁, 가정 모든 것에 민감하고 예민해져 있었다.

작은 일에도 스트레스를 받는 이 부부에게 한약과 함께 마음을 편안히 가지라는 처방을 했다. 그리고 작은 일에도 행복을 느껴 보길 주문했다. 점심 먹은 후에 먹는 달콤한 후식, 꼬리를 흔드는 강아지, 땀을 흠뻑 쏟은 운동 후의 개운함 등 스트레스 상황보다 행복감을 주는 상황들을 떠올리라고 했다. 흔히 야구에서 투수 어깨에 힘이 들어가면 스트라이크를 못 던진다는 말이 있다. 연습 때는 류현진이지만 타자만 들어서면 똥볼을 던지는 투수들이 얼마나 많은가. 힘을 빼고 공을 던져 보라고 했다.

그리고 3개월 후

한의원으로 전화 한 통이 걸려왔다. 스트레스로 인한 난임을 겪던 부부였다. 힘을 빼고 던지니 스트라이크가 나왔다며 기쁜 소식을 전해 주었다.

이 부부처럼 스트레스로 인한 난임은 의외로 쉽게 해결되기도 하고, 의외로 엄청 오랜 시간이 걸리기도 한다. 마음을 편안히 갖는 일은 쉽기도 하면서 어렵기 때문이다.

대추밭 처방전

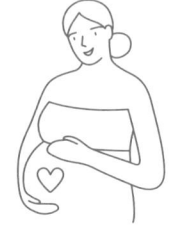

1) 행복의 사중주

한의학에서는 자궁의 기운을 악화하는 가장 큰 원인을 스트레스로 본다. 간은 기운이 잘 소통되게 하는 장기인데 스트레스를 받으면 간울(몰리고 막히는 증상)이 와서 간의 기운이 통하지 않아 내분비 계통, 생식기 계통 등의 기능이 원활하지 못하게 된다. 그러면서 자궁과 난소의 기능에 영향을 준다. 즉 난소가 기혈을 원활하게 공급받지 못해 난포가 건강하지 못하며, 수정란으로 이동시킬 때도 문제가 생기기 때문에 난임을 유발하는 것이다.

또한 스트레스로 난임을 겪는 여성들은 손발이 차고 가슴이 답답한 증상을 겪는다. 가슴 두근거림을 느끼며 소변도 자주 마렵다. 이런 증상이 나타난다면 이는 스트레스를 받는 상황이며, 곧 스트레스 관리에 들어가야 한다는 뜻이다.

그러면 어떻게 스트레스를 관리할까.

우리 몸에는 '행복의 사중주'라 불리는 네 가지 천연 화학 물질이 있다. 엔도르핀, 세로토닌, 도파민, 옥시토신이다. 엔도르핀은 고통을 잊게 하는 자연 진통제이고, 세로토닌은 행복 호르몬으로 수면 주기를 통제하고 기분을 고조시키는 역할을 한다. 도파민은 목표를 이루면 나오는 보상 호르몬으로 연애 초기의 호르몬이며, 옥시토신은 서로 공감해 주고 신뢰할 때 분비되는 사랑 호르몬을 말한다. 이 네 가지 호르몬이 부족하면 우리는 스트레스를 받게 되고 심해지면 우울증으로 진행되는 것이다. 그래서 이 호르몬 관리를 잘해야 한다.

도파민은 예를 들어 사자가 사냥감인 사슴에게 접근할 때 상승한다. 어떤 목표를 향해 갈 때 보상이 주어질 거라는 기대감이 도파민을 상승시키는데, 이를 위해 작은 목표를 세워 보는 게 도움이 될 것이다. '어제는 구천 보를 걸었는데 오늘은 만 보를 걸었네. 만 보를 걸었으니 나에게 좋은 운동화를 선물해야겠다.' 이 같은 과정에 새로운 도파민 경로가 열리면서 호르몬이 점점 상승하는 것이다.

옥시토신은 사랑의 호르몬으로, 신뢰 관계를 바탕으로 한 신체접촉을 통해 분비된다. 연인 관계뿐만 아니라 신뢰하는 사람과 친밀감을 나눌 때 옥시토신이 많이 분비된다. 반려견이나 아기와 접촉할 때 기분이 좋아지면서 옥시토신 분비가 촉발되는데 이때 행복감을 느끼게 되는 것이다.

세로토닌은 수면과 기분에 관여하는 신경전달물질이다. 자신감은 세로토닌 분비를 촉발하므로 자신이 못한 일보다 잘한 일을 상기하고 자주 그것을 떠올리다 보면 세로토닌 분비가 촉진돼 행복감을 느낄 수 있다.

엔도르핀은 운동과 같은 신체적 활동과 연관이 있다. 운동하고 나면 힘은 들지만 기분이 좋아지는 것은 이 호르몬의 영향이다. 또한, 환하게 웃는 것도 엔도르핀을 촉진하는데 많이 웃고 운동하는 것만으로도 스트레스 해소에 큰 도움을 받을 수 있다.

결론적으로 스트레스를 잘 관리하기 위해서는 스트레스가 아예 없는 환경은 현실적으로 불가능하므로 이 네 가지 행복 호르몬의 생성을 유도하는 것이 가장 현명한 방법이다. 무기력하고 짜증 나는 일상을 바꾸기 위해서는 남이 행복을 가져다주기만 기다릴 게 아니라 스스로 찾고 구하고 노력해야 한다. 스스로 자존감을 높이고 작은 일에도 성취감을 느낄 수 있는 것부터 실천해 보는 건 어떨까.

2) 음식

① 삶은 달걀

뇌에서 분비되는 세로토닌은 기분을 좋게 하는 신경전달물질로 흔히 행복 호르몬이라고 부른다. 세로토닌은 사람의 감정과 수면 조절에 영향을 주기 때문에 세로토닌이 부족하면 우울증이나 무기력증, 집중력 저하, 불면증 등의 증세가 나타나기도 한다.

세로토닌을 생성하는 데는 트립토판이 풍부한 달걀을 추천한다. 달걀은 비타민B가 풍부해 우울증 해소와 긴장 완화에 도움을 준다. 흔히 콜레스테롤 수치를 염려해 달걀 섭취를 꺼리는 경향이 있는데, 달걀에 든 HDL 콜레스테롤은 건강한 콜레스테롤로, 이 콜레스테롤이 너무 적으면 세로토닌 기능 이상이 오기 때문에 적당한 섭취가 필요하다. 하지만 무슨 음식이든 과한 섭취는 좋지 않고, 기름을 넣어 조리하는 것보다는 삶아서 먹는 것을 추천한다.

② 요구르트

트립토판은 우유에서 발견된 필수아미노산의 하나로 마음을 안정시키고 진정작용을 하는 신경전달물질의 원료다. 트립토판이 뇌에 전달되면 비타민B6, 나이아신, 마그네슘과 함께 세로토닌이 생성된다. 트립토판 농도가 높아지면 세로토닌이 증가하고 수면에 작용하게 된다. 그래서 요즘에는 불면증을 겪는 사람들이 트립토판을 섭취하기도 하는데, 과하게 섭취하면 부작용이 일어날 수 있으므로 일정량의 트립토판이 함유된 식품을 섭취하는 것이 안전하다.

매일 치즈나 요구르트를 먹는 게 도움이 되는데, 치즈보다는 요구르트를 추천하고 싶다.

한 연구 결과에 따르면 세로토닌이 뇌보다 장에서 더 잘 분비된다고 한다. 장이 건강하고 활성화되면 당연히 세로토닌 분비가 많아지는 반면, 장에 이상이 생기면 유해균이 증가하고 세로토닌 분비가 감소해 스트레스 수치가 올라간다.

요구르트 100g의 트립토판 함유량은 약 47mg이다. 트립토판 권장량은 성인 기준 하루에 1kg당 2mg이다. 50kg이라면 100mg을 먹어야 하니 하루에 200g 정도의 요구르트면 하루 권장량을 채울 수 있다. 설탕이 들어 있지 않은 무가당 요구르트를 권하고, 매일 아침 블루베리와 견과류를 같이 넣어 섭취하면 맛도 좋고 건강에 더 좋다.

3) 운동

산책

덴마크 코펜하겐대학 마르틴 브롬버그 옌센 교수의 발표에 따르면 340여 명의 남성을 대상으로 혈중 비타민D 수치와 채취한 정자의 질을 평가한 결과, 혈중 비타민D 수치가 높을수록 정자의 활동성이 높았으며 정자의 움직임 속도도 빨랐다고 한다. 반대로 혈중 비타민D 수치가 낮을수록 정자의 수와 운동성이 현저히 떨어지는 것으로 나타났다. 이를 통해 비타민D가 정자의 운동성과 매우 연관이 높다는 것을 알 수 있다.

비타민D는 남성뿐만 아니라 여성의 자궁내막에도 영향을 주는 것으로 알려졌다. 비타민D는 자궁내막에 영향을 주어 임신율을 높이며 조산 확률도 50%가량 낮추는 것으로 알려져 있다. 비타민D가 여성호르몬과 남성호르몬 합성에 필수적인 영양소이기 때문이다. 임신에 매우 도움이 되는 비타민D는 햇볕을 쬐는 것만으로도 피부에 합성된다. 그러므로 비타민D 합성과 함께 적당한 운동 효과까지 있는 산책을 권할 만하다. 걷는 것만으로도 스트레스가 줄어들고 신진대사가 원활해진다.

적어도 하루에 30분 이상 천천히 햇볕을 쬘 수 있는 공원 등에서 산책하자. 우울증, 불안증, 공황장애 완화에 도움이 되는 비타민D를 충분히 합성할 수 있다.

4) 한방차

① 귤피, 진피

귤피는 귤껍질을 말하는데 완숙한 귤의 막 채취한 껍질은 귤피, 귤나무의 덜 익어 푸르스름한 껍질은 청피, 귤피를 3~5년 묵힌 것은 진피라고 부른다.

말린 귤껍질에는 헤스페리딘 성분이 풍부한데, 이는 혈관 벽 강화, 활성산소의 공격 방어, 항산화, 항염 등의 작용을 한다. 그뿐만 아니라 다량의 비타민을 함유하고 있기 때문에 감기 예방에 좋으며 콜레스테롤 퇴치 성분인 테레빈유를 함유하고 있어 콜레스테롤을 낮추어 간을 건강하게 하는 효과가 있다. 또한 귤피의 노란색은 얼굴이 노르스름하면서 위장이 안 좋은 사람들에게 좋은 보약이다.

진피는 특히 스트레스 해소에 도움이 된다. 《동의보감》에서는 6진양약이라 하여 진피를 그 하나로 꼽고 있다. 한의학에서는 진피를 기운을 이롭게 만드는 약으로 처방할 정도로 스트레스에 좋은 한약재다. 스트레스로 가슴이 답답하고 우울한 증상이 있는 경우 진피를 차로 끓여 마시면 도움이 된다. 또 스트레스를 받아서 간에 열이 오르고 간 기운이 뭉쳐 기능을 제대로 하지 못할 때 그 기운을 풀어 주기도 한다.

물 1ℓ에 진피 30g을 넣고 30분 정도 약불에서 끓여 차로 즐겨 보자. 진피는 냉장이나 냉동 보관보다 상온에서 보관하는 것이 좋다.

② **자소엽**(차즈기)

차즈기는 중국에서 들어온 식물로 꿀풀과에 속하는 한해살이

풀이다. 꽃은 연한 자줏빛으로 8~9월에 줄기와 가지 옆으로 달린다. 열매는 둥글고 그물이 있다. 이 잎을 가을에 채취해 말리면 한약재로 쓰이는 자소엽이 된다.

자소엽은 환자가 먹으면 기분이 좋아진다 하여 보라색 자, 평안해질 서 자를 써서 자서(紫舒)라는 이름을 얻었는데, 훗날 서(舒)와 소(蘇)의 중국어 발음이 같아 자소엽으로 불리게 됐다. 이는 우리 어릴 적 시골집 장독대 주변에 흔히 볼 수 있었던 식물로, 향기가 독특하고 보랏빛 색깔 또한 아름다워서 차로 마실 때 눈까지 만족시키는 차로도 유명하다.

우리나라에서 깻잎과 생선회를 같이 먹듯이 일본에서는 생선회 접시 한쪽에 자소엽을 놓기도 하고, 도시락이 상하지 않도록 넣는 우메보시의 색깔을 내는 데 이용하기도 한다. 차즈기에 독을 중화하는 효능이 있기 때문이다.

한의학에서 자소엽은 성질이 따뜻하여 몸이 차가운 사람에게 잘 맞는다고 알려져 있다. 자소엽의 씨앗인 자소자는 기를 아래로 내려 가래나 변비에 좋고, 자소엽의 줄기인 자소경은 기를 돌려 임신에 좋으며, 그 잎인 자소엽은 막힌 기를 풀어 주어 스트레스 해소나 감기 치료에 효과적이다.

자소엽은 특히 기의 순환을 원활히 해 준다고 하여 기혈의 순환이 막히는 기울 증상이나 울체 증상에 좋다고 알려져 있다. 자소엽으로 기의 순환을 원활하게 하여 스트레스 해소를 돕는 것으로, 감정 변화가 크거나 쉽게 우울해지고 스트레스로 기가 잘 뭉치는 사람들에게 쓰인다. 갱년기 여성이나 초조하고 불안한 수험생들에게 적합하다 할 수 있다.

특히 자소엽은 대추밭 백한의원과 부산대 한의학 전문대학원이 공동 연구한 결과, 난임 예방과 치료에 효과가 있음이 과학적으로 증명되어 특허를 취득하였다.

자소엽차는 여름에 어린잎을 사용하는데 줄기와 꽃을 조금씩 첨가하기도 한다. 2~3일 정도 말린 자소엽을 이용하거나 불에 덖어서 사용해도 된다. 물 2㎖에 자소엽 한 움큼을 넣고 약불에 30분 정도 끓여 주면 자소엽차가 된다.

임신을 위한 잔소리

난임으로 힘들어하는 이들에게 난임의 원인을 알 수 없다고 말하는 것은 힘든 일이다. 자궁에 문제가 있다고 하면 그것을 고치면 되고, 남성에게 문제가 있다고 하면 그에 맞는 해결책을 찾으면 되지만, 원인불명이라는 건 끝을 알 수 없는 어두운 터널 속에 갇힌 기분이 들기 때문이다.

현대인은 스트레스라는 만성 질환을 안고 있지만, 눈에 보이지 않으니 그 무서움을 간과하기 쉽다. 그리고 많은 난임 부부들은 임신만 되면 모든 문제가 해결되리라고 생각한다. 하지만 임신이 된다고 해서 그동안 흐트러졌던 것들이 제자리를 찾아가지 않는다. 난임뿐 아니라 삶의 모든 영역에 있어서 행복이란 자신의 삶을 잘 관리할 때 가능한 것이다. 스트레스 관리도 그중 하나다. 임신이 되든 안 되든, 아이가 있든 없든 어떤 상황에서도 행복할 수 있는 힘을 기르는 것이 가장 중요하다. 적당한 운동과 건강한 식습관, 여기에 더해 스스로 행복해지는 연습을 해 보자.

5. 난임의 네 번째 원인, 면역력

코로나19가 퍼지면서 사람들은 면역의 중요성을 새삼 깨닫고 있다. 면역이란 인체 내부 환경이 외부인자로부터 방어하는 현상을 말한다. 면역에는 두 가지가 있는데, 첫 번째는 선천 면역이라 하여 자연적으로 생기는 면역이다. 실제로 대부분의 감염은 이 선천 면역에 의해 방어된다. 두 번째는 획득 면역으로 백신 접종 등에 의해 인공적으로 만들어지는 면역을 말한다.

여기서 의문이 들 것이다. 임신과 면역이 무슨 상관이란 말인가. 임신이란 정자와 난자가 만나 수정란이 되는 과정이다. 이는 서로 다른 세포가 하나의 세포가 되는 과정으로, 이 과정에서 면역이 잘 버텨 줘야 임신도 잘되는 것이다.

그런데 만약 내 몸의 면역 상태가 좋지 못하면 어떤 일이 생길까? 바로 염증이 들어와 질염, 방광염, 골반염 등이 생기게 된다. 이런 염증은 직접적인 난임의 원인은 아니지만, 만성으로 발전해 골반염까지 가게 되면 난임이 될 수 있다. 그러므로 면역력을 올리는 일은 곧 임신하기 위한 최상의 몸 상태를 만드는 일이다.

질염

질염은 10대부터 노년까지 다양한 연령층에서 흔하게 생기는 질병이다. 질 내의 면역체계가 무너져 세균 곰팡이 등이 증식해서 생긴다. 질 내부에는 많은 세균이 존재하지만 그중 유익균인 젖산균이 질 내부의 산도를 유지해 다른 세균을 막아 주는 역할을 하고 있다. 그런데 면역력이 떨어지면 질 내 유익균들이 사라져, 세균에 쉽게 감염되어 질염이 발생하게 된다.

질염이 생기면 따끔거림, 가려움증, 악취, 과다 분비물 등의 증상이 나타난다. 원인으로는 스트레스, 피로, 과다한 항생제 사용 등이 있다. 질염은 치료하면 증상이 사라졌다가 또다시 쉽게 재발한다. 그래서 평생 질염을 달고 산다는 이야기까지 있다. 그 이유는 질 내에 존재하는 정상균이 한번 없어지면 다시 서식하기 힘들 정도로 방어막이 취약하기 때문이다. 그래서 질염은 근본적으로 면역력을 올려야 완치될 수 있다.

질 내 면역력을 올리기 위해서는 지나친 여성청결제 사용, 꽉 끼는 옷, 잦은 샤워, 다리 꼬기, 무리한 다이어트, 과도한 스트레스 등을 피하고 적당한 운동과 규칙적이고 건강한 식습관, 질 높은 수면을 취해야 한다.

방광염

필요 이상으로 화장실에 자주 가거나 요의를 참기 힘들거나 또 소변을 볼 때마다 화끈거리고 찌르는 증상이 반복되면 방광염일 확률이 높다. 만성 방광염은 1년에 3회 이상 방광염이 발생하는 경우를 말한다. 이는 남성보다 요도가 짧은 여성에게 잘 생기는 병이다.

방광염은 대개 항생제로 치료하지만 잦은 방광염은 면역력을 키우는 것이 답이다. 방광에 문제가 생기면 그 기능을 관장하는 신경전달물질의 수치가 균형을 잃게 된다. 즉 스트레스를 많이 받으면 몸의 면역력이 약해져 방광 내 산도 균형이 깨져서 염증이 쉽게 발생하는 거다. 그뿐만 아니라 만성 방광염은 신장과 자궁의 기능까지 떨어지게 하므로 난임까지 유발할 수 있다.

골반염

자궁내경관에 번식하고 있던 세균이 자궁내막과 나팔관, 복강까지 퍼지면서 염증을 일으키는 질환이다. 질염이나 자궁경부염 등에 의해 감염되기도 하고, 경구피임약을 사용하는 여성은 골반염에 더 잘 걸릴 수 있다. 증상은 복부와 골반 아래쪽의 통증, 구역질, 발열, 질 분비물 등으로 나타난다. 간혹 증상이 안 나타나는 경우도 있는데, 치료 시기를 놓치지 않는 것이 중요하다. 골반염은 골반염증성 질환이기 때문에 세균을 없애기 위해서 강력한 항생제를 투여하거나 정맥에 주사하기도 한다.

골반염은 심해지면 나팔관이나 난소, 골반 안에 염증을 일으켜 난관을 막고 이는 자궁외임신이나 난임의 원인이 되기도 한다.

한의학에 양생법이라는 것이 있다. 아프기 전에 몸을 돌봐 각종 병을 일으킬 수 있는 문제를 미리 제거하는 것으로, 병이 생기기 전에 자연적 면역력을 키워 병을 예방하는 것을 말한다. 병에 걸리기 전에 평상시 자신의 건강 상태를 잘 체크하고 최상으로 유지하는 것이 최고의 예방이다. 즉 예방의학 측면에서 면역력을 강화하면 앞으로 닥칠 병을 이길 수 있다.

임신도 마찬가지다. 면역력이 떨어지면 우리 몸은 자연스럽게 임신이 어려운 환경이 된다. 신체 내부가 튼튼하고 건강하면 신체 외부의 상황에 영향을 받지 않지만, 반대로 면역체계가 깨지면 외부로부터 세균이 침투하고 질염, 방광염, 골반염이 생기고 만다.

적절한 운동과 건강한 식생활, 적절한 양의 햇빛 보기와 스트레스 관리로 몸의 저항력을 키워야 한다. 면역력을 키우는 일, 양생법은 우리 가까이에 있다.

한여름에도 손발이 시려요

○○○ 씨(32세, 결혼 3년 차 프리랜서)

163센티에 43kg 정도. 얼굴이 창백하고 눈을 파르르 떠는 여성이 친정어머니, 남편과 같이 찾아왔다. 어제 한의원에 온다는 생각으로 잠을 못 주무셨다 했다.

"왜 못 주무셨어요?"

"여기 온다는 생각에 잠이 안 오더라고요. 실은 일주일 전부터 경주까지 내려온다고 생각하니까 힘들었어요."

일주일 전부터 경주에 내려와야 하고, 한의원을 찾아 상담받는 일이 쉬운 일은 아니다. 그 일로 스트레스를 많이 받은 상태였다. 결혼한 지는 3년이 되었다고 했다. 허약체질로 얼굴이 창백했고 숨이 자주 차거나 순간순간 전신에 냉감을 느낀다고 호소했다.

진맥을 위해 손을 잡으니 역시나 손이 매우 찼다. 허증 타입으로 맥박이 약하고, 조용하게 자는 것을 좋아하는 경향이 있어 보였다.

"손이 많이 차네요?"

"네, 손발이 하도 차서 겨울에는 동상도 잘 걸려요."

"예전에 한약 먹어 본 적이 있나요?"

"네, 손발이 따뜻해지는 한약이라고 해서 먹었는데…."

뒤끝을 흐리는 걸 보니 큰 효과는 없었던 듯했다. 요즘같이 난방이 잘 되는 시대에 동상에 걸릴 정도라면 증상이 심해 보였다. 그뿐 아니라 환자는 소화기가 약하고 신경이 지나치게 예민한 편으로 밤에도 잠을 깊게 자지 못한다고 했다. 자주 꿈을 꾸며 남편의 코골이도 신경이 쓰인다고 했다.

또한, 여름에는 선풍기 바람에도 소스라칠 정도로 몸이 차가워진다고 했다. 그런데 남편은 에어컨 바람에 팬티만 입고 잘 정도로 열이 많아서 여름이면 같이 잘 수가 없을 정도라고 했다.

부부의 문제는 이것만이 아니었다. 소화가 약한 부인은 생선 비린내나 고기 냄새를 싫어하는데, 남편은 고기나 생선이 없으면 밥을 안 먹을 정도라고 하니 달라도 너무 다른 부부였다. 그래서 선택한 방법이 배란일 정도만 같이 자고 나머지 날엔 각방을 사용하는 거라 했다.

부부가 함께 생활하는 데 있어 성격이 잘 맞는 것도 중요하지만, 못지않게 중요한 것이 체질이 아닐까 한다. 친구라면 가려서 사귈 수 있지만, 부부는 평생을 같이 살아야 하므로 다른 점을 참고 견디라고 하기엔 그 희생이 만만치 않기 때문이다.

남편 역시 자신과 너무 다른 부인과 지내는 것은 쉬운 일이 아니었을 것이다. 서로 식성이 맞지 않아 외식도 쉽지가 않고, 정작 본인은 열이 많아 더워서 미칠 지경인데 부인은 춥다고 하니 얼마나 난감했을까.

병원에서는 부부 모두 임신하는 데는 문제가 없다고 했지만, 웬일인지 임신이 잘 안 되어 대추밭까지 찾아왔다.

부인은 호르몬 균형이 한 번씩 맞지 않아서 부정출혈이 생기는 경우가 있었고, 면역이 약해 염증이 잘 생긴다고 했다. 역류성 식도염, 기관지염, 방광염. 질염 등을 만성적으로 달고 있으며 스트레스를 받거나 피곤하면 염증이 도진다고도 했다. 그때는 안 아픈 곳이 없을 정도로 온몸이 아프기는 하지만 그렇다고 통증이 심한 것은 아닌 모양이었다.

병원에 가면 만성 염증, 신경성 위염이라고 하지만 약을 먹어도 잘 낫지는 않아서 누가 보면 꾀병인 줄 안다며 속상해했다. 차라리 다리가 부러지던지 위장에 구멍이 나던지 해서 누가 보아도 병이란 걸 알아챌 수 있으면 좋겠다고 말이다. 시어머니는 젊은 며느리가 아프다고 하면 나이도 젊은데 왜 그렇게 아픈 곳이 많으냐고 책망하시고, 남편 역시 아내가 너무 자주 아프니 불만이다. 부부 관계도 쉽지 않고, 주말에 놀러 가고 싶어도 체력이 너무 약해서 힘들다고 하니 남편의 입장도 충분히 이해할 수 있다.

그래서 대추밭이 내린 처방은 부부가 서로 식단을 바꿔 보라는 것이었다. 채소를 싫어하고 고기를 너무 좋아하는 남편에게는 채소 위주인 아내의 식단을, 고기를 싫어하고 채소만 즐기는 아내에게는 고기와 생선이 올라간 식단을 권했다. 영양학적으로도 좋을뿐더러 남편의 열기 많은 체질이 아내에게 따뜻함을, 아내의 차가운 체질이 남편에게 시원함을 줄 수 있기 때문이다.

식습관을 바꾸는 건 쉬운 일이 아니다. 먹고 싶은 것이 따로 있는데 다른 것을 먹는다는 것은 고역이기도 하다. 하지만 이들 부부는 임신을 향한 굳은 의지로 꾸준히 식습관을 바꾸고, 적당한 근력 운동을 하며 항상 몸을 따뜻하게 유지했다고 한다.

5개월 후

냉증으로 고생한 부인과 그 반대의 성질을 가진 남편으로부터 전화가 왔다. 드디어 임신했다는 낭보였다. 누구보다 힘든 과정을 겪어 냈다는 것을 알기에 나 역시도 무척 기뻤던 기억이 난다.

대추밭 처방전

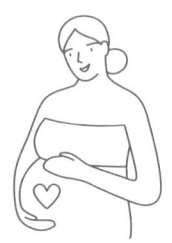

1) 냉증

냉증이라는 용어는 현대의학 교과서에는 없다. 이 증상 자체가 생명에 지장을 줄 만한 위험성이 없기 때문에 보온 등 일시적인 대책으로 대부분 방치되고 있기 때문이다. 구오(九嶋)는 냉(冷)의 개념을 '신체의 다른 부분은 전혀 냉감(冷感)을 느끼지 못하는 실온에서 특정 부위만 차다고 느끼는 상태'라고 주장했다.

한의학에서는 냉한 체질을 '냉성(冷性)'이라 하고, 과도한 냉방처럼 외부의 차가운 자극에 의한 급격한 온도 변화, 찬 음식의 과도한 섭취 등으로 냉감 증상이 나타나는 경우를 '냉증(冷症)'이라 부른다. 냉성은 체질적인 색채가 짙고, 냉증은 병적인 색채가 짙은 것으로 본다. 실제로 냉감을 주원인으로 내원하는 환자는 적지만, 월경 불순, 월경 곤란증, 난임 등으로 찾아오는 환자를 잘 문진해 보면 냉감이 있는 경우를 많이 볼 수 있다.

증상으로는 위하수, 위 무력증 등이 있다. 수분 대사 이상을 보이는 경우 인삼, 건강, 산초 등이 포함된 처방으로 소화흡수 작용을 활성화하고 소화관에 축적된 수독(水毒)을 제거해서 냉증을 개선한다.

2) 음식

① 차가운 성질의 음식 피하기

혈액 순환이 잘되지 않으면 몸이 차가워진다. 그래서 가지, 오이, 토마토, 메밀 등 차가운 성질을 가진 음식이나 차가운 과일을 먹게 되면 몸이 저절로 차가워질 수밖에 없다. 되도록 차가운 성질을 가진 음식은 피하라고 권하지만, 아예 먹지 말라는 것은 아니며 조금 줄여서 먹는 것이 좋다. 또한 성질이 따뜻한 음식을 먹을 것을 권한다. 하얀 쌀밥보다는 찹쌀이 섞인 밥과 양질의 단백질이 함유된 음식을 먹으면 냉한 몸이 따뜻해지기도 한다.

② 카페인 피하기

카페인은 혈관을 수축시켜 냉증을 더 심화시키기 때문에 커피, 탄산음료, 알코올 등 카페인이 함유된 음료는 피하는 것이 좋다. 자꾸 차가운 환경에 노출되면 자궁뿐 아니라 손발에까지 영향을 미칠 수 있으므로 카페인은 되도록 피하도록 한다.

3) 운동

근력 운동

체내의 열은 대부분 근육이 수축하며 발생한다. 근육량이 적을수록 열 생산이 원활하지 않아 냉증이 악화할 수 있다. 그래서 냉증 예방을 위해서는 적절한 근력 운동이 좋다. 냉증은 남성보다 여성에게 나타나는데, 남성보다 근육량이 적고 여성호르몬이 자율 신경계에 영향을 미쳐 냉증을 유발하기도 하기 때문이다.

근력 운동과 더불어 반신욕을 하면 몸 전체의 온도를 높일 수 있고, 양말과 긴 옷으로 체온 손실을 막는 것도 좋은 방법이다.

4) 한방차

① 생강

생강은 외떡잎식물 생강과의 여러해살이풀이며, 그 뿌리가 식용과 약용으로 쓰인다. 한방에서는 뿌리줄기 말린 것을 약재로 쓰기도 한다. 감기로 인한 오한, 발열, 두통, 가래 등의 치료에 쓰며 달여서 차로도 마신다.

생강은 항산화 작용과 함께 활성산소를 억제해 노화를 방지하고 몸을 따뜻하게 만들어 냉증에 탁월하다. 특히 생강은 혈액 순환을 원활히 해 주며, 꾸준히 섭취하면 위장 운동이 활발해져 열이 발생하기 때문에 냉증에 효과를 볼 수 있다. 생강차를 만들어 수시로 마시면 좋은데, 생강을 깨끗하게 씻어 믹서에 갈고 설탕과 1 대 1로 섞어 청으로 만든 뒤 숙성시킨다. 숙성기간이 길수록 좋으며 뜨거운 물에 타서 수시로 마시면 된다.

② 인삼

산형화목 두릅나뭇과에 속하는 여러해살이풀로 강화 인삼, 풍기 인삼 등이 유명하다. 중국《신농본초경》에는 인삼에 대해 '오장을 보호하고 정신을 안정시키며 눈을 밝게 하고, 오래 복용하면 몸이 가벼워지고 오래 살 수 있다'고 기록되어 있다.

인삼은 면역력을 강화한다. 난임에도 효과가 있다고 알려져 있는데, 따뜻한 성질을 가지고 있어서 특히 냉증이 있는 분들에게 권한다. 인삼을 저며 꿀과 함께 재워 차로 마시면 냉증을 완화할 수 있다. 하지만 인삼은 에스트로겐의 배출을 막는다는 보고도 있으므로 과한 음용은 삼가야 한다.

바른 식습관은 임신을 준비할 때부터 가져야 한다고 누누이 말해왔다. 체력이 약하고 냉증이 있는 부인과 열이 많고 성격이 급한 남편을 위해 내린 처방은 간단했다. 서로의 식단을 조금씩 따라가라! 소화 기능이 약한 냉증 환자인 부인에게는 단백질 섭취를 위해 육류 중에선 비교적 소화하기 쉬운 살코기나 소고기 수육, 삼계탕 등을 권했고, 남편에게는 부인의 식습관을 따라 고기를 줄이고 채소 섭취를 늘리라고 권했다. 튀김이나 기름기 많은 음식은 두 사람 모두 피하는 것이 좋다. 냉증으로 고생하는 부부라면 과식을 피하고 조금씩 적게 먹는 식습관을 기르자. 식사는 조금씩, 천천히, 규칙적으로, 이 세 가지를 꼭 기억하기 바란다.

6. 난임의 다섯 번째 원인, 유산

뿌리가 단단한 나무는 어떤 바람에도 뽑히지 않지만, 뿌리가 약한 나무는 작은 바람에도 쓰러진다. 임신이라는 싹을 틔웠지만 여러 가지 이유로 단단히 뿌리박지 못하고 유산되는 아픔을 겪는 분들이 많다. 기쁨에 차 축하 인사를 받다가 위로의 주인공이 되고 마는데, 그 상실감은 당해 보지 않은 사람은 감히 헤아리지 못할 것이다.

대추밭에도 유산으로 찾아오는 부부들이 많다. 난임으로 고생하다 어렵게 얻은 아이를 유산하게 되면 그 고통은 이루 말할 수가 없을 것이다. 아이를 지키지 못했다는 자책과 후회로 밤잠을 설치게 되고, 그러다 보면 다음에도 이런 일이 생길 것 같은 불안과 함께 우울증이 찾아온다. 유산은 산모의 몸뿐 아니라 마음까지 상하게 하므로 회복을 위해선 몸과 마음을 함께 돌봐야만 한다.

유산의 종류

유산이란 임신이 확인된 후 20주 이전에 임신이 종결되는 것을 유산이라고 정의한다. 유산은 크게 자연유산과 인공유산으로 나뉘며, 다시 자연유산은 화학적유산, 완전유산, 불완전유산, 계류유산 등으로 나눌 수 있다. 그리고 인공유산은 임신 시기에 인공적, 수술적 방법으로 임신을 종결시키는 것을 말한다.

자연 유산의 종류

① 화학적 유산

보통 임신 초기에 나타나는 유산을 말한다. 임신 테스트기를 통해 임신을 확인했거나, 반응 검사에서 임신 수치를 확인했을 경우 '화학적 임신'이라고 한다. 하지만 초음파를 통해 아기집을 확인할 수 없거나 2차 hCG 농도가 10 이하로 나오는 경우에는 '화학적 유산'이라고 한다. 화학적 유산은 수정란이 자궁에 제대로 착상하지 못하고 출혈과 함께 밖으로 배출되는 것이다.

② 완전 유산과 불완전 유산

완전 유산은 태아의 조직이 완전히 떨어지고, 임신 산물이 모두 자궁 밖으로 배출되어 나온 상태를 말하며 주로 8주 이내에 발생한다. 불완전 유산은 임신 10주 이후의 태아나 태반의 일부 혹은 전부가 자궁 내에 남아 있는 상태를 말한다. 불완전 유산은 자궁 내 남아 있는 잔유물을 완전히 제거하는 치료를 해야 한다.

③ 계류 유산

계류 유산은 자궁 입구가 닫힌 상태로 사망한 태아가 아직 자궁 내에 있는 경우다. 소량의 질 출혈이 있거나 거의 증상이 없어 정기검진 시 발견되는 경우가 많으며 계류 유산이 확인되면 소파 수술을 해야 하는 경우가 많으므로 유의해야 한다.

이때 자연유산이 임신 20주 전에 3번 이상 발생하면 습관성 유산이라고 말한다. 보통 질출혈이나 하복부 통증, 또는 초음파 검사에서 발견되는데 그 원인은 자연적 유산의 경우와 유사하지만 원인은 알 수 없는 경우가 50% 이상이다.

유산의 원인

60% 이상이 태아의 유전적 결함, 급성 감염성 질환 내분비 이상, 면역학적 이상 등으로 발생하고, 임산부의 심리적 요인으로 발생하기도 한다. 원인을 찾을 수 없는 원인불명 유산도 최근 들어 많이 발생하고 있다. 태아의 유전적 결함이란 태아의 염색체에 문제가 있어 자연스럽게 유산되는 경우다. 염색체 이상은 명확하게 원인을 찾을 수 없지만 염색체 수 이상과 염색체 구조적 이상으로 일어난다고 알려져 있다. 내분비적 요인으로 일어나는 유산은 호르몬 체계의 이상이나 내분비계 질환 등이 원인으로 알려져 있으며, 면역학적 이상은 습관성 유산을 일으키는 원인 중 하나로 알려져 있다.

예로부터 유산은 반산(半産) 혹은 소산(小産)이라 하여 산모에게는 출산 못지않은 힘과 고통이 따르는 일이다. 유산 시 산모의 회복을 위한 몸조리와 초기 치료가 중요하며, 여기에 한약이 효과적이라는 연구 결과가 나와 있다.

유산 후엔 자궁내막 손상을 회복시켜 자궁의 기능적 재건을 돕고, 산모의 체력을 보강하고, 면역력을 높이는 것이 중요하다. 한약은 자궁 내의 면역력을 올려 임신을 돕고, 다시 유산이 되지 않도록 태아와 산모를 보호하는 역할을 하게 된다.

또한, 산모의 마음 회복을 위해 유산은 누구의 책임이 아님을 인지시키고, 따뜻한 위로와 배려로 편안한 마음을 갖도록 애써야 한다. 무엇보다 서로 지지해 주는 것이 가장 좋은 약이라는 사실을 잊지 말자.

다시 생명이 찾아올까요?

○○○ 씨(34세, 결혼 3년 차 주부)

지루하게 장마가 이어지던 여름날이었다. 날씨만큼이나 어두워 보이는 환자가 고개를 푹 숙이고 잘못이라도 있는 양 진료실에 들어섰다. 자리에 앉아서도 여전히 고개를 들지 못했다. 보통은 남편이나 친정어머니를 앞세우고 와서일까, 혼자 쓸쓸히 앉아 있는 모습이 조금 외로워 보였다.

"안녕하세요?"

괜히 먼저 환하게 말을 건넸다. 그제야 고개를 들어 얼굴을 보여 주었다. 얼굴빛이 창백한 게 표정에서 불안함을 읽을 수 있었다.

"얼굴색이 안 좋아 보이네요?"

"네? 네에…."

여성은 깜짝 놀란 얼굴로 좀 더 고개를 들어 보였다. 지치고 힘든 상태임을 눈으로 확인할 수 있었다. 한의학에서 환자를 진단하는 네 가지 방법을 사진(四診)이라고 한다. 눈으로 환자의 상태를 보는 망진(望診), 귀로 환자의 상태를 듣는 문진(聞診), 입으로 물어 대답을 듣는 문진(問診), 맥을 짚어서 환자의 상태를 알아내는 절진(切診)이 곧 사진이다.

그래서 환자가 들어서면 우선 얼굴과 몸 상태를 살피는데, 이 환자는 보자마자 몸과 마음이 매우 지친 것이 느껴졌다.

"어디 안 좋은 데가 있나요?"

"저기, 임신이 잘 안 되어서…. 약을 좀 먹어 볼까 하고요."

가슴 속에 뭔가 말하고 싶은 것이 있는데 꺼내지 못하고 있다는 생각이 들었다. 그래서 진맥을 먼저 해 보았다. 조심스럽게 맥을 잡으니 맥이 마치 실오라기를 만지는 것처럼 가늘고 약했다. 자궁과 함께 전체적인 기혈도 약하게 진단됐다.

"혹시 유산하신 적이 있나요?"

"네?"

깜짝 놀란 환자가 아주 조심스럽게 입을 열었다.

"네…."

입을 열기 시작하자 환자는 봇물 터지듯 술술 이야기를 이어갔다. 결혼한 지는 3년이 되었고, 결혼 전 3년에 걸쳐 두 번 인공유산을 한 경험이 있었다. 당시 나이가 25세, 27세였는데, 일부러 배란일을 피했는데도 임신이 되어서 임신이 잘되는 자신의 몸을 한탄했다고 한다.

그래서 결혼하고 나서도 원하는 때에 아이를 가질 수 있을 거라 자신했다. 벚꽃 피는 봄쯤 딸을 낳으면 좋겠다는 꿈에 부풀어 있던 어느 날, 산부인과를 찾아 산전 검사를 했는데 뜻밖에도 자궁유착으로 수술을 해야 한다는 말을 들었다. 너무 놀랐지만 수술하고 임신이 되기만을 기다렸다고 한다. 하지만 생각처럼 임신이 되지 않아서 시험관 시술을 받아야만 했다.

두 번의 실패 끝에 기다리고 기다리던 임신이 되었다고 한다. 이 아이만은 지키고 싶었다. 먼저 떠나보낸 아이들에 대한 죄책감과 책임감을 떠안으며 온통 아이 생각만 했다. 혹시나 하는 마음에 안정기가 올 때까지 온종일 누워서 조심, 또 조심했다. 하지만 또다시 아이를 유산했고, 환자는 인공유산 두 번, 자연유산 한 번으로 죄책감이 극에 달한 듯 위축돼 있었다.

아이에 대한 기다림이 클수록 절망감은 커지고 그 슬픔은 이루 말할 수 없다. 유산을 경험한 모든 환자들이 그렇다. 그래서 이런 경우 몸보다 마음 치료를 먼저 하도록 하는데, 이 환자 역시 그러했다. 죄책감과 불안, 절망, 슬픔보다는 앞날을 희망하며 지금 자신을 다스리라고 말했다. 글을 써서 슬픔이 다할 때까지 감정을 쏟아내는 것도 방법이다.

\<홀로 떠난 아가에게\>

아가,
내 품에 와 준 아가야,
처음 불쑥 엄마 배 속에 들어왔을 때
엄마 몸은 열이 오르고 오들오들 떨렸어.
독한 감기가 왔나 싶었는데
생명이었지.
너라는 작고 따뜻한 생명
그러자 온몸이,
온 세상이 반응했어.

비가 오면 네가 노래하는 것 같았고
해가 반짝 뜨면 네가 활짝 웃는 것 같았고
노을이 지면 네가 하품하며 나른해지는 것 같았어.

그러던 어느 날,
해도 뜨지 않고 비도 오지 않던 날
나는 너를 떠나보냈어.
아주 삭막한 공기가 흐르고
내 몸은 차가워졌지.
어떤 날은

깜깜한 우주에 너 혼자 버려두고 온 것 같아
밤새 우주를 헤맸고

어떤 날은
수많은 사람이 북적이는 지하철 한가운데 널 두고 온 것 같아
지하철역에서 너의 이름을 부르며 헤맸고

그러다 눈물이 흘렀지.
그 눈물은 얼굴 위를 흐르고
다시 네가 잠자던 곳에서 바다가 되어
출렁거렸어.

네가 다시 엄마한테 와 주길
빌고 또 빌게.
너를 놓친 엄마가
오랜 빚 갚을 수 있게
그때처럼 온몸에 한기가 들고 떨리게
그러면 네가 피어난 거야.
다시, 우리는 사는 거야.

공기 맑은 곳에서 천천히 산책하는 것도 좋고, 조용한 곳으로 여행을 떠나는 것도 좋은 방법이다. 자신이 할 수 있는 편안한 방식으로 슬픔을 해소할 방법을 찾아야 한다.

유산 후 마음을 추스르고 난 다음에는 자신의 몸을 잘 들여다볼 필요가 있다. 임신 초기에 수정란은 자궁 안으로 내려와서 자궁내막의 융모라는 곳에 착상하게 된다. 유산할 경우 흡입을 하거나 소파수술로 자궁벽을 긁어내는데, 이 과정에서 착상할 때 두툼해진 융모 부분을 긁어내기 때문에 자궁유착이 되거나 난임으로 이어지는 경우가 생긴다.

특히 젊은 여성의 경우 인공유산 후에 몸을 돌볼 시간을 갖지 못하고 직장이나 학교에 다닐 텐데, 당시에는 잘 몰라도 시간이 지나면서 유산으로 인한 여러 가지 질환…난관폐쇄, 자궁유착, 자궁염증 등…이 나타날 수 있음을 간과해선 안 된다. 이는 훗날 습관성 유산을 유발할 수 있다.

정상적인 출산이라면 분만 후 호르몬 변화로 커져 있던 자궁이 수축하면서 몸 상태가 차츰 출산 전으로 돌아간다. 하지만 유산은 임신 상태를 유지하기 위해 준비를 하고 있던 신체가 급히 돌변하는 것이므로 자궁수축은 물론 급격한 호르몬 변화가 나타난다.

"유산 후에 관리는 전혀 안 하신 거죠?"

"네, 젊으니까 하루 정도 쉬다가 바로 직장에 출근했어요. 그리고는 평소처럼…."

유산 후 관리를 전혀 하지 못했던 환자는 자궁유착으로 이어졌고, 결국 난임까지 이어진 것으로 보였다. 막상 유산했을 당시에는 주변 사람이나 스트레스 등 여러 상황으로 인해 몸의 상태를 정확히 알기 어렵지만, 일주일 정도만 지나도 몸에 변화가 오는 것을 알 수 있다. 전신 관절통, 우울감, 피로감 등이 대표적인 증상인데 다음 임신뿐 아니라 자궁 건강을 위해서 안정과 조리가 꼭 필요하다. 특히 유산 후에 복부 통증이나, 생리 주기, 생리통, 생리 양을 체크해 보고 이상이 있으면 병원에서 확인해 보는 것이 중요하다.

6개월 후

약을 꾸준히 복용한 환자는 그동안 몸을 추슬렀으니 이제 임신을 하겠다며 다시 한의원을 찾아왔다. 처음 한의원을 내원했을 때와는 사뭇 다른 표정과 얼굴색이었다. 꽤 밝아지고 활기가 있어서 나까지 환해지는 기분이었다. 진맥해 보니 역시 몸이 많이 회복돼 있었다. 그래서 기분 좋게 임신에 도움이 되는 약을 처방해 주었다. 제발 다시는 아이를 잃는 슬픔이 없기를 바라며 기운을 듬뿍 담아 주었던 기억이 난다.

그리고 얼마 후 좋은 소식이 들려왔다. 비록 원하던 봄날에 아이를 맞이하진 못했지만 건강한 겨울 아이라며 수줍게 소식을 전해왔다.

봄날이 아니어도 좋다. 추운 겨울날에도 생명은 온기를 품고 우리에게 찾아온다니 얼마나 기쁜 일인가.

대추밭 처방전

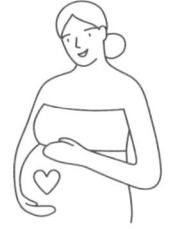

1) 유산 후 치료

《동의보감》에서는 "무릇 반산(유산) 이후에는 반드시 기혈을 보강해서 태기를 든든히 하는 약을 많이 먹어 그 허한 것을 보강해야 한다"라고 적혀 있다.

정산, 즉 출산은 밤송이 속 밤이 잘 익어서 껍질이 스스로 벌어져 밤송이에서 분리되니 밤과 밤송이가 모두 손상되지 않는 것과 같다. 그러나 반산, 즉 유산은 덜 여문 밤송이의 껍질을 벗겨 그 피막을 손상해 밤을 꺼내는 것과 같으므로 자궁의 손상 정도가 출산보다 훨씬 클 수밖에 없다.

그 첫 번째 치료법은 자궁 안을 청소하는 거다. 유산으로 인해 자궁 내에 있는 노폐물과 어혈을 제거한다.

두 번째는 손상된 자궁 회복이다. 손상된 자궁내막의 융모 층을 건강하게 복구하고 출혈 등으로 저하된 체력을 회복하는 것이다.

세 번째는 난소 기능 회복으로, 급작스러운 임신중단으로 호르몬 균형이 깨진 난소 기능을 복구해야 한다. 달라질 수 있는 생리 주기가 틀어지지 않게 균형을 맞추는 것이다.

네 번째로 심신을 안정시킨다. 본의 아닌 유산으로 신체적 변화보다 더한 정신적인 스트레스가 올 수 있기 때문에 심신을 안정시키는 게 매우 중요하다.

2) 음식

① 소고기미역국

미역은 피를 맑게 하고 노폐물을 배출하는 데 탁월한 음식이다. 칼슘과 요오드 철분이 풍부해 유산 후 몸을 정상적으로 회복하는 데 도움을 주고, 자궁수축과 지혈 작용까지 담당해 유산을 경험한 환자에게는 특히 추천할만하다. 미역국에 소고기를 같이 넣으면 소고기의 철분 성분까지 섭취할 수 있어 더욱 좋다.

② 추어탕

조선 시대 대표 착상식은 추어탕이었다. 자손이 귀한 양반가에서는 아랫사람을 시켜 몰래 추어탕을 해 먹였다고 전해질 정도로 추어탕은 예로부터 유산과 임신에 특효 음식으로 알려져 있다. 임신을 돕는 영양소인 비타민E가 풍부하기 때문인데 이는 주로 장어, 미꾸라지, 견과류 등에 많이 들어 있다.

3) 운동

걷기 운동

유산 후엔 몸의 면역력이 현저히 떨어진다. 그래서인지, 유산한 지 얼마 되지 않았는데도 유산의 아픔을 잊기 위해 혹은 빨리 아이를 갖겠다는 일념으로 운동을 서두르는 이들이 있다. 하지만 유산 후 갑작스러운 활동이나 격렬한 운동은 오히려 몸의 회복을 더디게 만들기도 한다. 유산 후에는 격렬한 운동보다 최대한 몸을 회복하는 데 중점을 두는 것이 좋다. 유산 2~3주 후, 개인의 회복 정도에 따라 운동은 천천히 조금씩 늘려 가도록 하자.

만약 운동을 시작한다면 천천히 걷는 운동을 권하고 싶다. 산책하며 걷는 것은 자궁에 피를 잘 돌게 하므로 유산 후 몸이 어느 정도 회복되었다 싶으면 하루에 30분씩이라도 천천히 걷는 게 좋다.

4) 한방차

① 당귀차

당귀는 미나리과에 속하는 여러해살이풀로 향이 강한 약용식물이다. 당귀의 뿌리 부분은 따뜻한 성질을 갖고 있어 피의 생성과 혈류를 좋게 하는 것으로 알려져 있다. 빈혈, 노폐물 배출, 생리불순, 자궁출혈 등에 효능이 있고, 또한 혈액을 증산하고 심장을 보호하기 때문에 유산 후, 혹은 산후 혈액 부족에 처방하는 약제다. 당귀 12g을 물 300㎖에 넣어 물의 양이 반으로 줄어들 때까지 끓여서 마시면 된다.

② 쑥차

쑥은 의초(醫草) 혹은 천년초(千年草)로도 불린다. 그만큼 훌륭한 치료 성분을 가진 식물로써 시네올이라는 특유의 정유 성분이 진한 향을 내며 항균, 면역 강화, 해독작용을 한다.

쑥은 자궁수축을 돕고 따뜻한 성질을 가지고 있어 몸속 냉기를 밀어내는 효능이 있다. 또한 비타민이 풍부해서 유산 후 몸을 회복해야 하는 환자에게 여러모로 도움이 된다.

하지만 열이 많은 사람이나 신체가 허약한 사람에겐 쑥의 따뜻한 성질이 부담스러울 수 있으므로 다량 섭취는 피하는 것이 좋다.

어린 쑥을 씻어 건조한 후 곱게 가루를 내고, 이를 끓인 물에 세 스푼 정도 넣어 마시면 된다. 쑥차는 하루 3회 정도가 적당하다.

유산을 경험한 모든 이들은 아이를 낳은 것과 마찬가지로 엄청난 아픔과 고통을 겪는다. 출산한 것과 같은 몸의 상태가 되기 때문에 유산 후 관리도 산후 관리와 동등한 수준으로 하는 것이 맞다.

하지만 몸보다 더 중요한 것은 마음 상태를 살피는 일이다. 몇 달 동안 배 속에 품은 아이를 잃었을 때의 상실감은 그 어떤 거로도 위로할 수 없을 것이다. 십중팔구 자신의 잘못 때문에 아이가 유산된 건 아닌가 하는 죄책감이 찾아올 것이고, 이런 상태가 오래가다 보면 결국 우울증으로 이어지게 된다. 제때 마음 쓰지 못한다면 악화일로다.

유산을 극복하기 위해서는 근본적으로 슬픔을 충분히 느껴야 한다고 생각한다. 아이를 잃은 충격과 슬픔은 생각보다 오래간다. 그러므로 다음 임신을 하기 전에 충분히 그 감정을 쏟아내야 할 필요가 있다. 서둘러 상처를 봉합하고 슬픔을 잊으려 하면 마음속에 찌꺼기가 남아 오히려 몸과 마음을 해칠 수 있다. 그래서 유산을 경험한 환자들에게 대추밭의 첫 처방은 마음을 돌아보는 것, 그리고 슬픔을 충분히 씻어내라는 것이다. 약재의 힘으로 되지 않는, 오롯한 당사자들의 몫이다.

7. 난임의 여섯 번째 원인, 노산

최근 TV를 틀면 연예인들은 경쟁이라도 하듯 자신의 노산 이야기를 털어놓는다. "노산이어서 힘들었다. 노산인데도 불구하고…" 등 지금을 노산의 시대라고 부를 만큼 노산은 우리 사회의 굉장한 화두가 되고 있다. 보통 임신이 가능한 나이는 통계적으로 15세에서 49세까지를 말한다. 과학적으로 초경하고 폐경하기까지를 임신이 가능한 나이로 보며, 보통 35세 이상의 임신을 노산이라고 한다. 요즘은 결혼 시기가 늦어지면서 임신과 출산도 같이 늦어져 자연스럽게 노산이 사회 추세가 되고 있다.

그러면 노산은 왜 문제일까. 노산의 문제는 무엇보다 임신의 확률이 낮아진다는 것이다. 임신을 시도하고 1년 내 자연 임신의 확률을 보면 25~29세는 78%, 30~34세는 63%, 35~39세는 52%, 40~44세는 36%, 45~49세는 5% 그리고 50세 이상은 1% 아래로 떨어진다. 이는 여성과 남성은 나이가 들수록 난자수와 정자수가 급감하게 된다. 또한 수정에 적합하지 않은 난자와 정자의 수가 많아지기 때문에 임신율이 떨어질 수밖에 없다.

또한 임신이 되었다 하더라도 노산으로 나타날 수 있는 합병증이 많아진다. 만성 고혈압, 임신중독증, 조산, 전치태반, 임신성 당뇨, 난산, 염색체 이상아 출산 등 많은 합병증이 유발될 수 있으므로 노산 시에는 각별한 주의가 필요하다.

하지만 이 모든 악조건 속에서도 노산이 불가능한 것은 아니다. 통계청이 2020년 2월 발표한 '2019년 인구동향조사'에 따르면 출산 연령이 33.0세로 전년 대비 0.2세 상승했다고 한다. 평균 출산 연령은 계속 상승하고 있어 곧 우리나라의 대부분의 임산부가 노산에 해당되게 될 것이다. 특히 출산율을 보면 20대와 30대 초반의 출산율은 감소한 반면, 40대의 출산율은 9.0% 증가했다. 이는 모든 악조건을 물리친 고령 임산부들의 노력이라고 할 수 있다.

「황제 내경」에는 여자의 나이에 관한 대목이 있다. "35세가 되면 양명맥이 쇠퇴하기 시작하여 얼굴이 초췌해지고, 머리털이 빠지기 시작하며, 49세가 되면 임맥이 허약하게 되고, 태충맥이 쇠약해져서 천계(월경)가 고갈하고, 지도가 통하지 않게 되며 몸이 헝클어지고 임신이 되지 않는다."

앞으로 노산은 일반적인 일이 될 것이다. 한의원을 내원하는 환자들의 나이도 35세 이상이 현격히 늘어난 것을 보면 앞으로 노산과 난임은 하나의 이야기가 될 것이 분명해 보인다. 그래서 대추밭에서 노산 처방은 한의학에서 보는 여성 난임의 원인 즉 어혈, 혈허, 허냉, 습담 등과 남성 난임의 원인 즉 정자 감소증, 정맥류 문제 등 총체적으로 살피고 있다.

노산에 대처하는 대추밭

① 슬로우 스타터의 반전을 꿈꾸다.

운동 경기에서 초반에 폭발적인 에너지를 쓰는 선수가 있는가 하면 경기 흐름을 읽으며 천천히 몸을 달구다가 후반에 결정적인 승부를 내는 선수가 있다. 천천히 자신만의 속도로 승부수를 내는 자를 우리는 '슬로우 스타터'라 말한다.

임신과 출산에서도 '슬로우 스타터'가 존재한다. 서른 중반, 마흔의 문턱, 혹은 그 이후에 임신을 준비하는 이들이다. 슬로우 스타터는 결코 뒤처진 주자가 아니다. 오히려 인생이라는 경기를 가장 깊이 있게 이해하고, 가장 견고한 몸과 마음으로 출산이라는 결승선을 향해 나아가는 성숙한 선수이다.

노산은 오늘날에만 존재하는 걸까? 조선시대에도 노산은 있었다. 과거에는 10대에 결혼했으니 노산이 없었을 것 같지만, 기록을 살펴보면 꼭 그렇지만은 않다.

숙종의 후궁이었던 숙빈 최씨, 즉 영조의 생모는 당시 기준으로 꽤 늦은 나이인 35세에 영조를 낳았다. 영조는 조선 왕 중 가장 장수하며 영명했던 군주였다.

중종의 계비 문정왕후 역시 34세에 경원대군, 훗날의 명종을 낳았다. 그 아이 또한 건강하게 성장해 왕위를 이었다. 신사임당은 40대 초반에 막내 이우를 출산했고, 허난설헌의 어머니는 40대에 홍길동

전의 저자 허균을 출산했다. 이처럼 조선시대에도 노산은 존재했다. 당시 평균 수명이 짧았던 점을 고려하면, 지금의 40대 중반 못지않은 초노산이었다. 그들은 각자의 자리에서 시대의 중심이 되었다. 나이는 생명력의 절대적 척도가 아님을 보여 준다.

한의학에서 생명력의 원천인 '정(精)'은 단순히 양이 많다고 좋은 것이 아니다. 20대의 정이 활활 타오르는 불꽃같다면, 30대 후반에서 40대의 정은 오랜 시간 달여진 진액과 같다고 할 수 있다. 즉, 20대에는 기운이 넘치지만 때로는 조급하고 미숙하여 태아에게 전달되는 기운이 불안정할 수 있다.

슬로우 스타터인 30~40대에는 감정의 파고가 낮아진 상태로 부모의 마음과 몸이 조화롭게 만나는 최적의 상태라 할 수 있다. 이 평온한 기운은 태아에게 가장 안정적인 뿌리가 된다.

② 대추밭, 노산의 난관에 과학으로 답하다.

대추밭 백한의원은 노산과 난임 치료에 있어 전통 한의학 처방의 효능을 과학적으로 검증하기 위해 부산대학교 하기태 교수 연구팀에 연구를 의뢰했다. 그래서 2장에서 언급한 바와 같이 2010년도 한약이 자궁의 수용력을 높여 임신에 효과가 있다는 과학적 근거를 갖게 됐다.

두 번째 연구 과제는 '수종 한약재의 난소기능 개선에 관한 연구'로 지난 24년 8월부터 1년간의 연구 결과를 먼저 발표했다. 이 연구에서는 대추밭 백한의원의 가전비방을 현대 과학의 엄격한 잣대로 평가하여, 한약이 단순히 '몸을 보하는' 수준을 넘어 실제로 난소 기능 개선에 기여할 수 있을까를 연구하고자 했다. 연구는 크게 세포 수준 실험과 동물 실험 두 단계로 진행됐으며, 그 결과는 매우 고무적이었다. 다만 2년차 연구가 진행 중인 만큼, 세부 내용보다는 현재까지 확인된 핵심 결과만 간단히 정리한다.

먼저, 세포 수준 실험에서 대추밭 백한의원 처방은 HGL5 (과립세포 유래 세포주)와 TOV21G(난소 투명세포암에서 유래한 세포주) 모두에서 독성이 없다는 안전성을 확인할 수 있었다. 산화스트레스 모델 실험결과도 유의미하다. 노화의 핵심 메커니즘 중 하나는 바로 산화스트레스다. 우리 몸의 세포는 나이가 들수록 활성산소에 의한 손상이 누적되며, 난소 세포 역시 예외가 아니다. 연구팀은 과산화수소를 이용해 인위적으로 산화스트레스를 유발한 후, 한약 처방이 이를 얼마나 방어할 수 있는지 관찰했다. 그 결과 산화스트레스로 세포 생존율이 50%까지 떨어졌지만, 한약 처방을 투여했을 시 생존율이 회복되는 것을 확인했다.

동물 실험 결과에서는 인간의 중년에 해당하는 8개월령 쥐에 6주간 한약을 투여한 결과, 체중·섭취량 등 일반 건강에는 영향이 없어 안전성을 다시 한번 확인할 수 있었다. 주목할 것은 대추밭 백한의원 처방에서 2차 난포가 유의미하게 증가해 난포 발달 촉진이 활발히 전

개됨을 확인했다. AMH 수치도 증가해 난소 예비력 개선 효과가 입증됐다. 이는 난소 기능이 실제로 개선됐음을 강력히 시사한다.

실험실의 데이터가 마치 슬로우 스타터를 응원하는 듯하다. 난소 기능을 상징하는 HGL5는 나이가 들면 그 기능이 다소 느려질 수 있다. 하지만 한의학적 보강을 통해 세포 주변의 혈류 환경을 개선하면, 노화된 세포라 할지라도 다시 활력을 얻고 호르몬을 원활하게 분비할 수 있음을 시사하고 있다.

세포는 숫자에 굴복하지 않는다. 우리가 어떤 영양분을 공급하느냐에 따라 세포의 시간은 얼마든지 천천히 흐를 수 있다.

③ 한의학과 양의학의 만남, 새로운 협진 모델

이러한 연구 결과에 고무된 대추밭 백한의원은 최근 대구의 여성 전문병원 난임센터와 양·한방 협진 MOU를 체결했다. 이는 단순한 의료기관 간 협력을 넘어, 노산과 난임 치료에 있어 양방과 한방이 함께 시너지를 창출하는 새로운 시도다.

전통적으로 한의학은 기혈순환이나 보익(補益) 등의 개념으로 접근해왔다. 많은 이들이 한약을 복용하면 '몸이 따뜻해진다', '혈류가 좋아진다'는 체감을 하지만, 이것이 구체적으로 어떤 생리학적 변화를 일으키는지는 명확하지 않았다.

그러나 이번 연구는 한약이 단순히 혈류 흐름을 돕는 것을 넘어, 산화스트레스로부터 세포를 보호하고, 난포 발달을 촉진하며, AMH

수치를 증가시켜 난소 예비력을 실질적으로 개선한다는 과학적 증거를 제시했다. 이는 한의학적 치료가 '보조적' 역할을 넘어 '핵심적' 치료 수단이 될 수 있음을 의미한다.

양방 산부인과에서는 호르몬 요법, 배란유도제, 체외수정 등의 방법으로 난임을 치료한다. 이러한 치료들은 분명 효과적이지만, 난소 기능 자체를 근본적으로 개선하기보다는 현재의 기능을 최대한 활용하는 데 초점을 맞춘다. 한방 치료는 이와 다른 접근을 제공한다. 산화스트레스를 줄이고 세포 손상을 예방함으로써 난소의 자생적 회복력을 높이는 것이다. 이는 양방 치료와 병행했을 때 치료 효과를 높이고 부작용을 줄일 수 있는 보완적 경로가 된다.

④ 슬로우 스타터를 위한 '예열(Pre-heating)'

느리게 시작하는 만큼 과정은 더 정교해야 한다. 임신으로 가는 엔진의 예열부터 부스터 과정까지 천천히 밀도 있게 준비해야 한다. 우선 단전(丹田)의 온도를 높여야 한다. 엔진이 차가우면 시동이 걸리지 않듯, 자궁이 차가우면 임신이 어렵다. 한의학의 온궁(溫宮) 요법은 슬로우 스타터의 엔진에 시동을 켜는 작은 불꽃을 내는 첫 과정이다.

과거의 독소를 비워야 한다. 20대부터 쌓아온 어혈(瘀血)과 담음(痰飮)을 먼저 비워내야 한다. 밭이 오래됐다면 먼저 잡초를 뽑고 흙을 뒤엎는 과정이 선행돼야 건강한 환경이 만들어진다.

마음이 급해지면 몸에 불필요한 허열(虛熱)이 생겨 진액을 말린다. "늦었다"는 생각 자체가 임신을 방해하는 가장 큰 장애물이다.

노산을 '황금기 임신'이라 생각하자. 부모로서의 철학을 확고히 갖는 시기이자, 아이를 맞이할 준비가 경제적·정서적으로 완비된 상태에서의 준비기다. 조금 출발은 늦었지만 아이에게 들려줄 더 많은 이야기가 있고 더 넓은 품을 내어줄 수 있는 시기이다.

나만의 완벽한 계절에 결실을 맺기 위한 황금기의 시간이다.

나이가 많아도 임신이 될까요?

○○○ 씨(50세, 전문직)

부부가 진료실로 들어섰다. 부부는 기력이 허해 보이고 얼굴빛이 좋아 보이지 않았다.

"네, 안녕하세요?"

인사를 건네도 부부는 입을 열지 않고 어색한 미소를 지으며 내 눈을 쳐다보기만 했다.

"어디 몸이 불편하신가요? 진맥을 해 볼까요?"

내가 불쑥 말을 꺼내자 그제야 부인이 천천히 말을 하기 시작했다.

"사실은 아기를 갖고 싶어서 왔는데요."

"아, 그러세요?"

선입견을 가진 내 자신이 부끄러워졌다. 늘 이 자리에서 오랫동안 많은 분들을 만나고 뵈었는데 왜 나는 아직도 그것을 읽지 못했을까 싶어 죄송한 마음이 들었다.

"네, 그럼 부인분부터 진맥을 해 볼게요."

나는 슬며시 맥을 짚었다. 역시 기혈이 많이 약할 뿐 아니라 스트레스로 인한 울체까지 있었다. 또한 자궁에 냉기도 있어 전체적으로 몸이 좋지 않았다. 남편은 55세, 부인은 50세이며 결혼한 지는 3년이 되었고 결혼 초부터 부부는 많은 이야기와 고민 끝에 아이를 갖기로 했다고 한다.

결혼 초 산전 검사를 했고 병원에서 시험관을 권해서 시험관 시술을 5번 받았다고 한다. 시험관 시술을 하면 아이를 가질 수 있을 거라고 믿었지만 그 믿음이 5번이나 비껴나가자 상심이 무척 컸으며 심리적으로도 위축이 된 상태로 보였다.

"나이가 많은데 임신이 될까요?"

"한의원에 나이 많은 환자도 많이 오나요?"

부인은 궁금한 것이 많아보였다. 당연하다. 과연 자신의 선택이 맞는 것인지 수없이 묻고 또 물었을 것이다. 하지만 어떻게 "맞다. 아니라"라고 자신 있게 답할 수 있을까.

앞에서도 언급하였지만 노산은 무엇보다 그 자체가 난임의 원인이다. 그래서 노산은 몸의 전반적인 균형을 맞추고 난자와 정자의 질을 향상시키는 것이 임신에 성공할 수 있는 지름길이다. 그래서 우선 나는 나이가 많은 임산부라는 사실을 잊어버리기를 권했다.

"나이가 많다고 임신이 안 되는 경우만 있는 것도 아니고, 나이가 어리다고 임신이 잘 되는 경우만 있는 게 아닙니다. 나이가 많지만 임신이 되는 케이스도 많이 보았고, 나이가 젊지만 임신이 안 되는 케이스도 많이 봐 왔습니다. 우선 내가 노산이다. 이런 생각부터 하지 마세요. 그 생각이 벌써 임신을 막을 수도 있으니까요."

우선 마음을 편안하게 먹고 하나씩 노력해 보자고 했다. 고령이라는 것은 어려운 숙제지만 풀지 못하는 숙제는 아니다.

그래서 가장 중요한 것은 마음의 자세임을 알려 주었고 두 번째는 역시 생활 습관이었다. 조금씩 몸을 바꿔서 건강하고 젊게 만들자고 했다. 그리고 세 번째는 한약이다. 우선 몸을 보할 필요가 있었다. 그동안의 스트레스로 쌓인 울체를 풀어 주고 자궁도 따뜻하게 해줄 필요가 있었다. 한약 복용과 함께 마음과 몸을 조금씩 바꿔가자고 했다.

첫 번째 한약 복용 후 다시 내원하여 한약을 두 번 더 복용했다. 확실히 얼굴빛도 좋아지고 마음도 편안해 보였다. 그리고 다시 시험관 시술을 받는다며 부부는 좋은 기운을 달라고 했다.

"엄마는 누구나 될 수 있어요. 하지만 이렇게 간절히 노력하고 원하는 사람이 꼭 엄마가 되어야 한다고 생각합니다. 꼭 좋은 엄마가 되실 겁니다."

부부와 나는 같이 눈시울이 붉어졌다. 나는 진심으로 그 부부가 꼭 엄마와 아빠가 되기를 간절히 바랐다.

5개월 후

기쁜 소식이 들려왔다. 부부에게 꿈에 그리던 천사가 찾아왔다는 소식이었다. 좋은 마음으로 노력하고 애쓴 부부가 환하게 웃는 얼굴이 떠올랐다.

대추밭 처방전

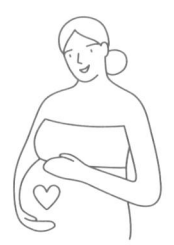

1) 나이, 중요하지만 전부는 아니다

한의학에서 35세는 난소의 기능이 떨어지는 시기로 본다. 35세 여성의 난자는 노화되어 착상이 어렵거나 유산될 확률이 높고 임신이 되더라도 기형아 출산의 가능성이 많다. 또 나이가 들수록 남성도 정자의 활동성이 떨어져 임신이 어렵다. 하지만 가장 중요한 것은 나이가 아니다. 나이가 많아도 평소에 철저히 건강관리를 하면 몸의 나이가 젊어진다. 그래서 숫자에 불과한 나이보다 중요한 것은 신체나이라는 사실이다.

건강한 신체 나이를 갖기 위해서는 어떻게 해야 할까. 첫 번째, 규칙적인 운동과 건강한 생활습관을 가지는 것이다. 누구나 할 수 있는 이야기라고 생각하겠지만 그것이 정답이다. 두 번째, 노산을 고려한다면 산전 검사를 꼭 받아야 한다. 기존에 가지고 있는 질병 유무를 확인하고 거기에 맞는 치료 후 임신 준비를 하는 것이 좋다. 세 번째, 임신 3개월 전부터 엽산을 복용한다. 노산에서 가장 걱정하는 것은 기형아 출산이다. 이를 막으려면 태아의 신경과 결손증을 예방하는데 도움을 주는 엽산을 임신 12주까지 복용하는 것이 좋다.

2) 음식

견과류

견과류는 잘 알려진 대로 섬유질, 마그네슘, 다불포화지방 등 각종 영양소가 풍부한 음식이다. 이 때문에 견과류는 고혈압, 심장질환, 당뇨의 위험을 줄여 준다. 또한 견과류는 엽산과 오메가3 등과 같은 필수 지방산이 포함되어 있어 임신 초기 단계에서 섭취했을 때는 태아의 뇌 발달에 장기적인 효과를 가진다는 플로렌스 지냑 박사의 논문이 발표되었다.

특히 스페인에서 연구된 결과에 따르면 견과류를 섭취한 남성 그룹과 섭취하지 않은 남성 그룹의 14주후 정자수와 정자활동성, 모양 등을 관찰한 결과 견과류를 섭취한 그룹에서 정자 활동성이 16%가 증가하고,. 정자 활동성, 모양 등 모두에서 좋은 결과를 가져왔다고 한다. 견과류는 여성 뿐 아니라 남성에게도 좋다는 것이 과학적으로 증명된 것이다.

그러므로 노산인 경우 부부가 함께 꾸준히 적당량의 견과류를 섭취하는 것은 난임에 도움이 될 것이다.

3) 운동

수면

영국 워릭대학의 얀 브로센스 박사팀에 따르면 엄마와 아이의 생체시계 불균형이 유산을 초래한다고 한다. 유산이 잦은 여성과 그렇지 않은 여성의 자궁에서 채취한 내막 세포를 분석해 보니 유산이 잦은 여성의 내막 세포는 생체시계 유전자의 조절 능력이 떨어지고 조산 등 임신 후반기의 임신 합병증 위험도 증가한다는 결과가 나왔다.

건강한 수면은 난임을 극복하는 데 아주 중요한 요소이다. 특히 노산인 경우 매우 중요하다. 밤사이 취하는 수면은 낮 동안 쌓인 피로와 스트레스를 해소하는 시간이며 다음날 에너지를 충전하는 역할을 하게 된다. 건강한 수면을 위해서는 잠들기 전 빛을 관리하는 것이 중요하다. 조명 뿐 아니라 잠들기 전 사용하는 스마트폰 등의 전자기기 역시 수면을 방해하는 요인이다. 그러므로 건강한 수면을 취하기 위해서는 방을 어둡게 만들고 스마트폰은 멀리 두는 것이 좋다.

또한 건강한 수면 패턴도 중요하다. 취침 시간과 기상 시간을 규칙적으로 정하는 것이 좋다. 시간이 일정치 않더라도 건강한 수면을 위해서는 밤 11시부터 새벽4시까지는 꼭 깊은 수면에 빠지는 것이 중요하다. 휴일이라고 평일의 잠을 몰아 자는 것보다 규칙적인 수면 패턴을 유지하는 것이 좋다. 또 수면 전에 건강한 수면을 위해서는 되도록 숙면을 방해하는 카페인이나 음식은 자제해야 한다. 가능하면 수면 2시간 전에는 음식 섭취를 하지 않는 것이 좋다. 밤에도 음식을 찾는 것은 스트레스에 대한 비정상적인 반응으로 음식의 당분이 세로토닌을 자극해 스트레스를 해소하도록 하기 때문이다. 이때는 자신이 오늘 잘 한 일들을 떠올리면서 세로토닌은 자극하는 것이 좋다.

사람은 자는 동안 대뇌를 회복시키는 작용을 하게 되는데 자고 있는 동안 이완과 억제를 통해 부교감 신경이 활성화되어 스트레스를 해소하는 데 도움이 된다.

4) 한방차

작약차

작약은 쌍떡잎식물 작약과 작약속의 여러해살이풀이다. 작약은 '함박꽃'이라고도 불린다. 그 이름이 예쁘고 사랑스러워 결혼식 때 부케로 많이 사용한다.

한의학에서는 작약의 뿌리를 약용한다. 동의보감에 보면 "몸이 저리고 쑤시고 아픈 것을 낫게 하고 혈맥을 잘 통하게 하며 일체의 여성 병과 산전 산후 제병에 쓴다"고 전하고 있다. 즉, 우리 몸속에 어혈을 풀어 주고 혈맥을 잘 통하게 하여 속을 완화시키고 옹종(癰腫)을 삭게 하여 복통을 멈추고 고름도 삭이며 여자의 모든 병과 산전 산후의 모든 병에 효과가 있다는 것이다. 그래서 작약은 여성 질환 치료에 빠지지 않는 한약재이다. 대추밭 백한의원과 부산대학교 한의과대학은 '다당류를 제거한 작약 추출물을 유효성분으로 함유하는 임신촉진용 조성물'에 관한 공동 연구를 하여 특허를 얻은 바도 있다.

작약차는 말린 작약 20~30g을 깨끗이 씻어 물 1.5~2L를 넣고 끓여서 건더기는 걸러내고 차만 하루에 2~3회 복용한다.

임신을 위한 잔소리

우리는 노산이라고 하면, 불가능하거나 위험하다는 인식이 많다. 그래서 노산이라 결혼조차 포기하는 경우도 종종 있다. 하지만 앞으로 노산은 특별하거나 걱정스러운 일이 아니라 매우 일반적이고 평범한 일이 될 것이다. 그렇다고 해서 그 위험성과 어려움이 줄어드는 것은 아니다. 우리 사회는 그것에 대비해 고령 임신부에 대한 대책과 지원을 서둘러 마련해야 한다고 생각한다. 그렇다면 고령 임신 부부는 어떻게 해야 할까. 계속 강조한 것은 바로 준비이다. 임신을 위한 준비를 잘 해야 한다는 것이다. 늦었다고 포기하지 말고 차근차근 건강한 몸을 만들고 건강한 마음 자세를 가진다면 노산은 단지 조금 늦게 출발하는 것 뿐, 실패는 아니라는 사실을 잊지 말아야 한다.

8. 난임의 일곱 번째 원인, 남편

난임의 원인을 흔히 사람들은 여성의 문제로 치부하는 경향이 있다. 하지만 연구 결과에 따르면 난임의 원인은 여성에게 40%, 남성에게 40%, 나머지는 원인불명이라고 한다.

난임이 증가하면서 남성 난임도 증가하는 추세인데, 건강보험심사평가원에 따르면 난임으로 진료받은 남성은 2015년 5만 2,980명에서 2019년 7만 9,251명으로 약 47% 증가했다. 이는 과로, 스트레스, 음주, 흡연, 비만 등으로 정자의 질이 저하되면서 남성 난임이 늘고 있기도 하지만, 그동안 난임 검사에 수동적이었던 남성들이 적극적으로 치료에 임하고 있기 때문으로도 해석할 수 있다. 예전에는 난임의 원인이 남성에게 있다는 사실을 받아들이기 쉽지 않았지만, 지금은 원인을 바로 알아야 바르게 치료할 수 있다는 인식이 자리 잡아가고 있다는 생각이 든다.

남성 난임을 알기 위해서는 우선 건강한 정자는 무엇인지 알 필요가 있다.

건강한 정자의 조건

남성 난임 검사는 정액 검사에서 시작한다. 남성의 정자를 채취해 정액의 양, 정자 수, 정자의 활동성, 정자의 모양 등을 측정하고, 그 결과에 따라 건강한 정자인지 아닌지를 분석한다.

2010년 세계보건기구는 건강한 정자의 기준을 다음과 같이 발표했다.

정액의 양 – 3.7ml

정자 수 – 2억 5천 5백만 마리

정자의 활동성 – 60% 이상

정자의 모양 – 정상 모양의 정자가 15% 이상

이는 상위 50%의 가임 남성을 기준으로 한 평균치이다. 하위 5%인 가임 기준치로 보면 다음과 같다.

정액 검사 항목	기준치	불임 원인
정액의 양	1.5㎖	무정액증, 정액감소증 등
정자 수	1천 5백만 마리 이상	희소정자, 무정자증 등
정자 활동성	40% 이상	정자무력증 등
정자 모양	정상 모양이 4% 이상	기형정자증 등

이는 단지 세계보건기구의 기준치일 뿐이다. 이를 넘어섰다고 임신이 잘되는 것도, 이에 미치지 못한다고 임신이 불가한 것도 아니다.

양의학에서는 앞에서도 언급했듯 남성 난임의 원인을 크게 정자를 만드는 데 문제가 있는 정자 형성 장애, 정자의 이동과 배출에 문제가 있는 정자 이동 장애, 정자의 양과 운동성에 문제가 있는 정자 기능 장애 등으로 나눈다.

남성 난임은 대체로 한방 치료에서 좋은 성과를 보고 있다. 한약과 침 치료 등으로 정자의 수, 정자의 양, 정자의 운동성 모두 좋아진다는 연구 결과를 쉽게 찾을 수 있다.

한의학에서의 남성 난임 치료는 양정을 기본으로 한다. 양정(陽精)이란 양의 정기를 의미하는데, 이를 위해서는 무엇보다 과로를 피해야 한다. 그래서 남성 난임은 치료보다 균형 잡힌 식단, 생활환경 개선, 적당한 운동, 환경호르몬 차단, 스트레스 관리를 더 중요하게 여긴다.

여성들과 마찬가지로 난임의 원인이 자신에게 있다는 걸 알게 된 대부분의 남성은 당황하고 자책하는 모습을 보인다. 난임의 원인이 누구에게 있든 임신은 부부가 함께해 나가는 2인 복식 경기라는 점을 잊지 말아야 한다. 복식 경기는 누구 한 사람 때문에 이기고 지지 않는다. 서로 배려하고 존중하면서 각자의 건강을 챙긴다면 난임은 충분히 극복할 수 있다.

건강한 정자를 만들려면 어떻게 해야 할까요?

○○○ 씨(36세, 결혼 2년 차 펀드매니저)

풍채 좋은 남성이 부인과 함께 진료실로 들어왔다.

"안녕하세요?"

먼저 인사를 건네자 쑥스러운 듯 머쓱한 웃음을 지어 보였다. 다른 환자들과 달리 남성이 먼저 내 곁으로 다가왔고, 부인은 살짝 뒤로 물러나 자리를 잡았다.

"남편분이 진료받으실 건가요?"

"아니요, 둘 다 받고 싶은데 병원에서 제가 문제가 있다고 하길래…."

"우선 부인분 먼저 진맥해 볼까요?"

부인은 시험관을 세 번 시도했으며 병원에서는 특별히 이상이 없다는 얘기를 들었다고 했다. 진맥해 보니 자궁의 기운이 약간 부족할

뿐 나쁜 부분은 없어 보였다. 이어서 남편을 진맥했다. 망진(눈으로 환자의 상태를 진맥하는 과정)에서 보았듯 비만과 스트레스로 인한 기울이 보였다. 기울은 말 그대로 기의 운행이 막히거나 가득 차 정체된 경우를 가리킨다. 기울의 가장 중요한 원인은 스트레스 같았다.

남편은 증권회사 펀드매니저로 일한다고 했다. 온종일 앉아서 일하며 컴퓨터와는 떼려야 뗄 수 없는, 스트레스 최상위 직업이다. 스트레스로 인한 과음, 과식이 잦고, 흡연 역시 달고 살며, 당연히 운동할 시간은 없다. 한마디로 남성 난임의 원인을 총체적으로 보여 주는 라이프 스타일이었다.

하나하나 짚어 보자.

우선 종일 앉아 있다. 남성 난임의 원인이 대부분 정자로 인한 이상이란 걸 생각하면 매우 위험한 요인이라 할 수 있다. 그런데 온종일 앉아 있으면서 운동을 전혀 하지 않는다면 어떨까? 고환의 정상 온도는 34.44에서 35.56도 사이이다. 35.56도 이상이 되면 정자 생산이 원활하지 않게 된다. 종일 앉아 있다면 고환의 온도는 당연히 상승하게 되고, 고환 온도가 올라가면 조직 변성이 일어나고 기능이 떨어지게 되는 것이다.

이럴 때는 통풍이 잘되는 속옷을 입고 몸에 꽉 끼는 바지는 피하는 것이 좋다. 그리고 직업상 어쩔 수 없이 앉아 있어야 한다면 틈틈이 일어나 간단한 운동이라도 해 주는 것이 좋다.

또, 장시간 사용하는 컴퓨터도 문제다. 컴퓨터와 스마트폰 같은 기기에서 나오는 전자파에 관한 연구는 지속해서 이루어지고 있는데, 전자파가 황체형성호르몬의 수치를 낮추는 것으로 나타났다. 황체형성호르몬은 생식 세포를 성숙시키는 호르몬으로 그 수치가 낮아지면 생식 능력이 저하된다.

이를 막기 위해서는 우선 잠들 때 스마트폰을 되도록 멀리 두라고 조언하고 싶다. 전자파 차단 스티커를 사용하거나 숯이나 황토 등을 주위에 두는 것도 좋은 방법이다.

또한, 스트레스 강도가 높은 상황도 개선해야 한다. 생식기 질환 중에서도 고환 기능을 떨어뜨리는 문제는 스트레스와 관련이 깊다. 스트레스로 인해 비정상적인 정자가 생산되고, 정자 수는 감소하며, DNA의 형질 또한 분열시켜 불임을 초래하게 된다. 스트레스는 간에도 영향을 끼치는데, 한의학에서는 간 기증이 좋아져야 정자의 생성 및 배출이 원활하다고 보고 있다. 그러므로 남성 난임에서 가장 피해야 하는 것이 스트레스이다.

흡연과 음주를 오랜 기간 해온 것도 문제다. 흡연자의 경우 비흡연자보다 정자 형성에 나쁜 영향을 주는 혈중 프로락틴과 여성호르몬이 높다. 또한, 정계정맥류 같은 남성 난임의 다른 원인을 가지고 있다면 흡연은 보조 인자로 나쁜 영향을 끼칠 수 있다.

음주 역시 고환 위축과 혈중 남성호르몬 수치를 떨어뜨려 정자 수나 활동성, 모양 등에 영향을 끼친다. 또한 과도한 음주는 간에 문제를 일으켜 남성호르몬의 대사를 방해하고 성 기능에도 문제를 일으킨다.

마지막으로 비만 문제를 꼭 짚고 넘어가야 했다. 마른 사람에 비해 비만한 남성은 혈중 테스토스테론이라는 호르몬과 임신 성공에 필수 요소인 황체형성호르몬 및 난포자극호르몬이 현저히 저하된 것으로 알려졌다. 위의 호르몬 저하는 고환의 시상하부나 뇌하수체 내 신호 전달 장애를 불러온다. 또한 성욕 저하와 발기부전의 위험 역시 높여 난임이 될 확률이 커지는 것이다.

이렇게 생활습관 전체를 짚어 주자 그는 매우 놀란 얼굴을 하더니 이내 기가 죽어 보였다.

"살기 바쁘다는 핑계로 그날그날 살았는데… 아이를 못 가지는 게 제 탓 같네요."

남편은 매우 우울한 목소리로 말했다.

"아닙니다. 이제부터 고쳐가면 됩니다. 요즘 살기가 얼마나 힘든데 이런 거 저런 거 다 신경 쓰고 사는 사람이 몇이나 되겠어요. 걱정하지 마시고 제가 처방해 드리는 대로 약도 잘 드시고 생활습관도 바꿔 보세요. 충분히 바뀔 수 있습니다."

"그런…가요? 정말 그럴까요?"

목소리에 힘이 없었다. 용기를 주고 싶어서 그의 손을 꼭 잡아 주었다. 그러자 부인도 남편의 어깨를 조용히 다독여 주었다.

"해 볼게요. 해 봐야죠."

처음에는 왜 그토록 몸을 방치했는지 혼도 내고 싶었지만 그에게도 이유가 있을 것이었다. 자기 몸이 망가지길 바라는 사람이 어디 있겠는가. 하루하루 살다 보니 그렇게 되었겠지. 살기 팍팍한 세상 탓이라 생각하면 모든 환자가 안쓰럽고 위로하고 싶은 존재들이다.

"그래요, 이제부터 시작입니다. 늦지 않았으니까 우리 조금만 힘내 봅시다."

부부의 얼굴에 조그만 희망의 빛이 비치는 것 같았다.

그리고 1년 6개월 후

진료실로 들어선 부부는 환히 웃고 있었다. 부인의 얼굴은 알겠는데 남편은 알아보기 어려울 정도로 살이 빠진 모습이었다. 살만 빠진 것이 아니라 몸도 좋아지고 얼굴색도 좋아 보였다. 그 모습을 보니 아이를 갖기 위해 정말 열심히 노력하셨구나 싶어 괜히 가슴이 뜨거워졌다.

대추밭 처방전

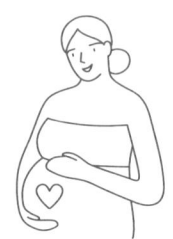

1) 생활방식과 정자

한의학에서는 남성 난임의 공통된 원인을 허로(虛勞)로 보고 있다. 허로는 몸이 쇠진한 증상을 말한다. 예로부터 임신하고자 하면 허로의 징후를 살피라 하였다. 그 이후엔 정기청냉(正氣淸冷)이라 하여 구체적인 원인을 언급하는데, 정기청냉이란 정액이 희박하고 차며 양이 적은 것으로, 정액 이상을 뜻한다.

또한 한의학에서는 남성 난임 환자를 오불남(五不男)이라 불렀다. 남성 난임의 원인을 천(天), 루(瘻), 겁(怯), 건(犍), 변(變), 이렇게 다섯 가지로 설명한 것인데, '천'은 선천적으로 외생식기 결함을 말하며, '루'는 정액이 항상 저절로 배출되는 것을 말한다. '겁'은 음경이 발기되지 않는 것을, '건'은 음경이나 고환이 절제된 것을, '변'이란 남녀의 성기를 모두 가진 것을 말한다.

정액의 양이 1회 사정 시 한 숟갈 이상, 즉 3cc에 미치지 못하면 정소(精少) 불임이라 하고, 양이 되더라도 정자 수가 1cc당 6천만 개 이하이면 정자가 묽은 정청(精淸) 불임이라고 한다. 그리고 정자 수와 정액 양이 되더라도 정액이 냉하고 활동성이 없으면 이를 정냉(精冷) 불임이라고 한다.

이를 보면 예로부터 한의학에서 말하는 남성 난임의 원인은 현대의학에서 말하는 그것과 다를 바가 없다. 현대의학에서 앞서 언급한 정자 형성의 장애, 정자 통로 장애, 정자 기능 장애를 한의학에선 이렇게 일컫는 것이다.

그래서 대추밭에서는 남성 난임의 경우 우선 정자의 질을 높이는 데 중점을 두고 있다. 정자는 임신에서 가장 중요한 요소로 본다. 중국 산둥대학에서 쥐에게 한약을 주입하는 실험을 했는데, 정자 수가 1㎖당 1,600만 개 수준이던 것이 4,500만 개로 증가하였고, 정자의 활동성은 34.62%에서 59.34%로, 정상 정자 형태 비율도 8.56%에서 16.33%로 증가했다는 결과가 나왔다.

대추밭 역시 남성 난임 환자에게는 정자의 질을 높이기 위해 130여 년의 연구로 만들어낸 한약을 처방한다. 하지만 약만이 능사가 아님을 잘 알고 있다. 특히 정자는 생활 개선이 함께 이루어져야만 좋아질 수 있다는 것을 당부한다.

내 생활이 곧 나의 정자, 나의 아이라는 생각으로 성실히 노력해 보기를 권한다.

2) 음식

① 굴

굴에는 단백질 타우린이 많이 함유돼 있어 대표적인 정력 식품으로 꼽힌다. 세계적인 정력가 카사노바가 굴을 즐겨 먹었다고 할 정도로 굴의 효력은 동서양에 정평이 나 있다. 굴에는 칼슘, 요오드, 각종 미네랄도 풍부해서 정자의 건강뿐 아니라 다양한 신체적 능력을 증진하는 것으로 알려졌다. 또한 단백질 함유량이 우유의 2배가 넘으며, 당질이 글리코겐의 형태로 포함돼 있어 소화 흡수에도 좋다. 특히 남성호르몬인 테스토스테론 수치에 중요한 역할을 하는 아연 함유량도 많아 남성 난임에 탁월한 식품이라 할 수 있다.

② 장어

장어 역시 정력에 좋은 음식으로 유명하다. 실제로 장어는 기력 회복뿐 아니라 남성 난임 예방에도 효과가 있다. 정자의 운동성을 높이기 때문에 특히 조루증 개선에 도움이 된다. 또 비타민 A, B, E 등의 함유량이 소고기의 1,000배가 넘어 스태미나의 최강자로 불린다. 고단백질 식품으로 뼈와 근육을 형성하고, 피부 탄력에도 도움을 주는 것으로 알려져 있다. 남성 난임뿐만 아니라 여성 난임에도 효과가 있기 때문에 남녀 모두에게 정력 음식으로 추천한다.

③ 낙지

낙지 역시 각종 아미노산과 타우린, 무기질을 풍부하게 함유하고 있어 원기를 돋우는 음식으로 알려져 있다. 갯벌에서 나는 인삼이라고 불릴 정도로 기력 회복과 정력에 효능이 있는 것으로 알려졌고, 타우린과 히스티딘 등 필수 아미노산은 뼈 건강에도 좋다.

3) 운동

스쿼트

최근 <중량 운동과 유산소 운동이 남성 생식 호르몬과 정액 특성에 미치는 영향>이라는 제목의 논문이 발표됐다. 웨이트 트레이닝과 유산소 운동을 한 집단과 그렇지 않은 집단으로 나누어 남성호르몬과 정액의 변화 상태를 분석한 논문인데, 이에 따르면 남성이 웨이트 트레이닝을 할 경우 난포자극호르몬(FSH), 황체형성호르몬(LH) 같은 남성호르몬의 민감성이 높아져 정자의 질과 양이 향상하는 것으로 나타났다.

앞에서도 설명했듯이 난포자극호르몬과 황체형성호르몬은 남성의 고환을 자극, 정자의 생성을 촉진해 정자의 질을 높이는 호르몬이다. 분비량이 적을수록 민감성이 높아져 임신 능력이 좋아지는 특성이 있다. 웨이트 트레이닝을 한 집단은 그렇지 않은 집단보다 난포자극호르몬과 황체형성호르몬의 분비량이 각각 절반과 3분의 1로 감소해, 민감성이 높아진 것으로 나타났다.

여기서 보듯 남성 난임의 극복에서 가장 중요한 것이 바로 운동이다. 특히 유산소 운동과 근력 운동을 동시에 행하는 것이 아주 중요하다는 것을 알 수 있다. 그중에서 내가 가장 추천하는 것은 스쿼트이다.

남성의 성 기능과 가장 관련된 호르몬은 테스토스테론이라는 남성호르몬인데, 이를 높이기 위해서는 근육량을 높여야 한다. 근육량이 많은 사람은 테스토스테론의 분비와 활용 정도가 자연스럽게 증가하고, 고환에서 테스토스테론의 합성과 분비를 촉진한다. 그래서 허벅지 근육이 감소하면 테스토스테론의 양이 감소하고 결국 남성호르몬 부족 현상이 생기게 되는 것이다.

스쿼트는 이 허벅지 근육을 단련하는 데 최적화된 운동이다. 하체에 자극을 주는 운동이기 때문에 회사에서 장시간 앉아 있어 난임을 겪는 남성에게는 더할 나위 없이 좋은 운동이다. 발기부전 치료 외에도, 괄약근을 조여줌으로써 조루를 예방하는 데도 도움이 된다.

스쿼트는 정확한 자세로 하는 것이 매우 중요한데, 다음 요령을 참고하자.

❶ 어깨너비만큼 양발을 벌리고 발끝을 15도 정도 바깥으로 벌려 준다.

❷ 팔을 모으고 두 손은 깍지를 낀다.

❸ 서서히 앉았다 일어나는 동작을 한다. 이때 무게 중심을 앞쪽보다 뒤꿈치 쪽으로 잡는 것이 좋다.

❹ 허리는 곧게 펴고 가슴을 내밀고 엉덩이를 밀어 준다.

❺ 시선은 정면을 주시한다.

❻ 열 번씩 3회 실시하는데, 이를 하루 세 번 이상 하면 좋다.

❼ 스쿼트는 천천히 내려갔다 올라오는 것이 중요하다. 빨리하려 하지 말고 천천히 근육에 힘을 가하도록 하자.

4) 한방차

① 복분자

복분자는 산기슭에서 자라는 장미과 산딸기속에 속하는 갈잎 떨기나무다. 산딸기속은 전 세계에 백여 종이 넘는데, 우리나라에는 그중 20여 종이 자란다. 복분자딸기와 산딸기는 다른 종류로, 약으로 쓰기 위해서는 잘 구분할 필요가 있다.

복분자의 주성분은 탄수화물로 포도당 43%, 과당 8%, 서당 6.5%, 펙틴, 유기산, 살리실산, 비타민A, B, C 등으로 이루어져 있다. 또 항암 효과가 있는 탄닌 성분과 노화를 방지하는 폴리페놀이 풍부하며, 무엇보다 정력에 좋은 것으로 잘 알려져 있다.

복분자는 한자로 '뒤집다'라는 뜻의 '복(覆)', '항아리'를 의미하는 '분(盆)', 아들 '자(子)'를 쓰는데, 이를 세간에선 '오줌의 기세가 요강을 뒤집을 정도'라는 뜻으로 해석한다. 《동의보감》에도 남자의 정력을 높이고 남자의 난임을 치료한다는 내용이 기록돼 있을 정도로 남성 난임에 효능을 보이는 한약재다.

〈생로병사의 비밀〉이라는 TV 프로그램에서 복분자의 효능에 대한 연구를 소개했는데, 연구 결과 복분자를 먹인 수컷 쥐의 생식 세포가 15배나 증가하고, 복분자를 주입한 암컷 쥐의 난소에서도 5배의 에스트로겐이 발견되었다고 한다. 남성뿐 아니라 여성 난임에도 효과가 있다는 게 입증된 거다.

복분자는 술이나, 즙, 효소 등 다양한 방법으로 섭취할 수 있지만, 꾸준히 쉽게 복용하는 방법으로 복분자차를 추천한다. 복분자 20g을 깨끗이 씻어 말리고 뜨거운 물 500㎖에 넣어 우려내면 된다. 하루에 2~3회 정도 마시면 좋다.

② 구기자

구기자는 가짓과에 속하는 나무로 그 열매를 약으로 쓴다. 타원형의 열매가 8, 9월에 붉게 익는데 처음에는 달콤하나 나중에는 쓴맛이 나는 게 특징이다. 이를 건조하면 겉은 쭈글쭈글하고 속에는 씨가 많은 한약재가 되는데, 예로부터 불로장생의 영약으로 꼽히며 진시황제 역시 구기자를 복용한 것으로 알려져 있다.

2021년 경희대학교 한의과대학 연구팀은 난임 치료에 구기자가 효능이 있음을 발표했다. 구기자는 보통 오래 복용할수록 그 효과가 뚜렷해지는데, 대표적인 효능으로 면역력 개선 및 항암 효과를 들 수 있다. 비타민C와 비타민A가 풍부하며, 카로티노이드라는 항산화 성분이 항암 작용을 해 염증과 독성 제거에 탁월하다. 또 혈당 수치를 안정화하는 데도 도움이 된다. 특히 당뇨병 환자에게 좋은데, 혈류 속 당분을 조절하고 인슐린 민감성을 높이는 효과가 있다고 전해진다.

구기자는 난임 치료에도 효과적이다. 구기자 열매는 정자의 숫자와 활동력을 높이는 데 좋으며 허리와 다리의 힘을 보강하는 데도 도움이 된다. 그래서 예로부터 중국인들은 구기자를 전통적인 정력제로 사용했다. 뿐만 아니라 조기 폐경과 배란 활성화에도 효과가 있어 여성 난임 치료에도 쓰이고 있다.

구기자는 나물이나 밥, 즙 등으로 다양하게 활용하지만 차로도 많이 마신다. 구기자차는 구기자를 물로 깨끗이 씻어 음지에서 2~3시간 말리는데, 수분 함량이 30% 정도 되면 손으로 한 번 비벼 준 후 중간 불에서 살짝 볶아낸다. 볶아낸 구기자 300g을 8ℓ의 물에 넣고 약한 불로 4시간 정도 달이면 몸에 좋은 구기자차가 완성된다.

임신을 위한 잔소리

남성 난임의 원인은 대부분 정자에서 비롯된다. 정자 관리는 남성 난임을 해결하는 가장 좋은 방법이다. 앞에서도 말했듯이 정자는 생활습관이 모두 담긴 결정체라고 보면 된다. 그러므로 건강한 아이를 출산하기 위해서는 평소 정자 관리를 잘해야 한다.

뻔한 이야기지만 건강한 음식 섭취와 적당한 운동, 금연, 금주 등 생활 속에서 지킬 수 있는 것들을 실천해 간다면 약해진 정자도 다시 건강해질 수 있다.

9. 시험관시술은 마지막 선택입니다

흔히 난임 치료라고 하면 인공수정이나 시험관시술을 생각한다. 보통 자연임신보다 임신의 확률이 높다고 여기며 이를 준비하는 난임 부부들이 많은 것이 사실이다. 그러면 인공수정과 시험관시술의 차이는 무엇일까.

1) 인공수정

인공수정이란 질 좋은 정자를 선별해 인공으로 처리한 후에 자궁 안에 직접 주입하는 시술을 말한다. 배란이 정상적일 경우는 자연배란에 맞춰 시행하지만, 인공수정을 하는 경우 정상적 자연배란이 잘 안 되는 경우가 많아서 주로 과배란을 유도하는 약물을 주입하기도 한다. 수정이 유리하기 위해서는 난관 가까이에 주입하는 것이 좋으며, 난관에서 수정이 이루어지기 때문에 적어도 한쪽 난관은 정상이어야 시술이 가능하다.

2) 시험관시술

시험관시술은 쉽게 말해 체외수정을 말한다. 즉 정자와 난자를 몸 밖, 시험관에서 인위적으로 만나게 하는 시술이다. 나팔관에서 이루어지는 수정 과정이 불가능해져서 과배란을 유도해 난자를 채취하고 정자와 시험관에서 수정, 배양하여 자궁내막에 이식하는 방법이다. 임신 과정 중 착상 과정을 뺀 나머지 과정을 대신해 주는 시술법으로, 착상만 잘 된다면 임신 확률이 비교적 높아진다.

＊시험관시술을 하면 효과적인 경우

- 양쪽 나팔관이 없거나 막혔거나 양쪽 나팔관을 절제한 경우
- 나팔관이 있지만 뚫려 있지 않은 경우, 나팔관이 유착되거나 혹은 난소가 유착된 경우
- 부부 관계가 잘 안 될 경우
- 인공수정이 반복적으로 실패할 경우
- 원인불명의 난임인 경우
- 남성 요인으로 인한 경우

＊시험관시술 과정

① 과배란 유도

과배란 유도는 난포자극호르몬 주사를 이용해 여러 개의 난포를 자라게 만드는 과정을 말한다. 이는 한 개만 배란되는 자연배란보다 다수의 난자를 한꺼번에 얻을 수 있어 임신율을 높이기 위한 것이다. 현재 가장 많이 이용되는 배란 유도 방법으로 성선자극 호르몬 분비

호르몬 효능제(GnRH agonist)가 있다.

자연적인 방법에 비해 비용이 많이 들고 간혹 배란약제 부작용이 있을 수 있다. 또한 난포호르몬의 분비가 많아지면서 자궁내막이 착상 상태를 유지하지 못하게 되어 임신 실패의 원인이 되기도 한다.

② 난자와 정자 채취

시험관시술을 위해 난자 채취 시기는 매우 중요하다. 난자 채취 시기가 너무 빠르면 난자가 미숙하고 그 시가가 너무 늦으면 난자가 과숙해 성공률이 떨어지기 때문이다. 그래서 일반적으로 18mm 이상의 난포가 3개월 이상 성숙하였을 때 hCG(사람 융모성 성선자극호르몬)를 주사하며 주사 후 35시간 정도 지나 배란 직전에 난자를 채취한다. 난자는 정맥주사로 진정제를 투여한 후, 질을 통해 바늘을 넣어 난소를 채취하는데 채취한 난자는 배란 전에 꺼냈기 때문에 배양액에서 6시간가량 성숙시켜야 한다.

정자 채취는 난자 채취 시기가 정해지면 배란일 2~3일 전부터 준비해 난자를 채취하는 날 함께 정자를 채취한다. 여러 차례의 세척 과정을 거쳐 불순물, 염증세포 등을 제거하고 운동성이 좋은 정자를 선별한다. 이는 정자의 수정 능력을 향상하기 위한 것이다.

③ 수정과 배양

배양액에서 성숙된 난자와 5만~10만 개의 정자를 난관과 같은 환경인 배양 기구에서 18시간 동안 배지에 넣어 둔다. 이때 수정률이 30~40% 미만일 경우 정자의 운동성 문제로 보고 정자를 직접 난자의 세포질 내에 넣어 준다.

수정에 성공하면 2~5일 정도 배양시킨다. 3일이면 세포분열이 일어나기 시작하고 5일이면 포배 상태가 된다.

④ 배아 이식

배아 이식의 과정은 체외수정의 마지막 단계다. 수정된 배아를 3~5일 정도 배양하고 세포분열이 잘 된 배아를 선택해 자궁내막에 이식한다.

*한방 치료

시험관시술과 인공수정을 할 때 대추밭에서 가장 중요하게 생각하는 것은 첫째, 수정 성공이며 둘째는 안정적 착상, 셋째는 임신 유지이다.

시험관시술을 통해 보조적으로 임신율을 높일 수는 있지만, 출생률을 높이는 것은 매우 어렵다. 행정자치부가 발표한 체외수정 시술을 통한 임신율과 출생률 비교를 보면 2011년 임신율이 31.1%인 것에 반해 출생률은 25.2%로 낮게 나타났다. 시험관시술에서 임신율보다 출생률이 중요한 이유다. 그래서 한방에서는 시험관시술에서 임신율과 출생률을 높이는 치료를 하고 있다.

시험관시술에서의 한방 치료는 우선 임신이 될 수 있는 최적의 몸 상태를 만드는 것에 중점을 둔다. 2020년 유럽생식의학회 연례 학회 발표에 의하면, 총 4,316명의 시험관시술 시 한약 치료를 병행한 무작위대조군 연구를 분석한 결과, 시험관시술과 한약 치료를 병행한 여성의 생아출생률(RR 1.34, 95% CI 1.05-1.72)과 임상적 임신율(RR 1.38, 95% CI 1.29-1.49)이 단순 시험관시술만 시행한 경우에 비해 높게 나타났다.

또한 2001년《대한 한방부인과 학회지》에 발표된 연구를 보면, 난자 채취일로부터 프로게스테론 근육주사와 한약 치료를 병행한 결과 45%가 임상적 임신에 성공했으며, 이는 일반적 시험관시술의 임신율보다 높은 것이라고 보고했다.

시험관시술은 체외에서 정자와 난자를 인위적으로 만나게 하는 시술이다. 하지만 정자와 난자의 질이 좋지 못하거나, 착상이 이루어질 자궁의 환경이 좋지 못할 경우, 또 여성의 몸이 건강하지 못한 경우 시험관시술이 성공할 확률은 현저히 떨어진다. 기본적인 건강 상태가 좋지 못하면 아무리 시험관시술을 받는다 하더라도 그 성공률은 낮을 수밖에 없다.

그래서 한의학에서는 그 기본을 만드는 데 중점을 두는 치료를 하는 것이다. 시험관시술을 준비하던 부부가 한방 치료 병행 과정에서 자연임신에 성공하는 이유가 바로 여기에 있다고 본다.

임신보다 중요한 건 건강한 몸을 만드는 거예요

○○○ 씨(38세, 결혼 8년 차 주부)

갑자기 기온이 뚝 떨어진 늦가을이었다. 사방에 낙엽이 흩날리는 계절이라 그런지 들어서는 환자의 모습도 왠지 모르게 우울해 보였다.

"안녕하세요?"

내가 먼저 밝게 인사를 건넸다. 남편과 함께 온 환자는 내 예상과 달리 임신에 임하는 태도가 꽤 진중했다. 담담함을 유지하려 애쓰면서 그간의 이야기를 또박또박 들려주었다.

결혼 8년 차로 튼실한 체구에 얼굴이 약간 누렇게 부은 여성이었다. 결혼 초기에 임신이 되었지만 안타깝게도 자궁외임신으로 나팔관 한쪽은 절제하고 다른 한쪽은 수술했다고 한다. 여러 가지로 생각이 많아져서 잠시 임신을 미루다가 3년 전부터 시험관시술을 시도했다고 한다. 총 다섯 번 시도했으며 첫 번째와 두 번째는 임신이 되었지만 초기에 자연유산이 됐다고 했다.

그 후부터는 착상은 물론 배란조차 잘되지 않았다고 한다. 곧 여섯 번째 시험관을 시도하려고 하는데 전체적인 몸 상태를 점검하고 관리하는 게 필요할 것 같아 한의원을 찾았다고 했다. 그 전에는 아무런 준비 없이 시험관시술을 받았는데, 그것이 잘못된 판단은 아니었을까, 내심 그런 생각이 들었다고 한다.

환자의 맥을 짚어 보았다. 맥이 붕 떠 있는 느낌이 있었고 팽팽히 긴장한 맥이 잡히기도 했다. 전체적으로 얼굴과 몸이 많이 부어 있고 자궁 쪽은 딱딱하게 긴장하고 있는 상태였다. 겉으로 보기에는 튼실한 체격을 가지고 있어 매우 건강해 보이지만 속은 열도 있고, 어혈이 가득한 몸이었다. 이런 상태로 시험관시술을 받는다면 이번에도 또 실패할 확률이 커 보였다.

시험관시술을 진행하는 분들을 보면 대부분 병원 검사상에서는 큰 문제가 없지만 "그냥 팍 늙은 것 같다"라는 말을 자주 한다. 그만큼 체력도 많이 떨어지고 몸도 붓는 증상들이 생긴다. 그러다가 시험관시술을 여러 번 진행할수록 자신감과 체력이 바닥나곤 하는데, 이 환자분도 그런 상태로 내원했다.

"혹시 생리통이 있나요?"

"심하지는 않은데 가끔 통증이 있고 덩어리진 생리혈도 많아요."

환자는 자궁에 어혈이 있어서 순환이 잘되지 않아 보였다. 게다가 체력까지 바닥난 상태.

"늘 피곤하지는 않으세요?"

"네, 요즘은 자꾸 몸이 가라앉고 의욕이 없다고 해야 하나…"

일단 자궁의 어혈을 빼내고 자궁 내의 혈액 순환을 도와주어야 했다. 또한 자궁의 혈액 순환뿐 아니라 몸 전체의 기운과 순환 상태부터 바로 잡아야 했다. 한약을 처방하고 임신에 대한 스트레스를 피하고 편안한 마음을 먹도록 권했다.

보통의 경우 양방의 난임 검사에서 특별한 문제가 없이 시간이 경과하거나 고령 임신인 문제 경우 시험관시술을 받게 된다. 어떤 문제가 나타나서 그것을 치료해 임신의 길이 열린다면 오히려 쉬운 난임 시술이 될 텐데 그렇지 못한 경우가 많은 것이 사실이다. 그래서 한방 치료 후 시험관시술을 하면 더 효과를 보게 되는 것이다.

스스로 스트레스를 피하고 편안히 생활하면서 한약을 두 달가량 복용한 환자가 다시 한의원에 내원했다. 얼굴색은 예전보다 많이 밝아 보였고 부어 있던 몸은 제법 탄탄한 느낌이 들었다. 서둘러 진맥을 해 보았다. 역시 맥은 전체적으로 안정되어 있었다.

"몸은 요즘 어떤가요?"

"좋아요. 생리통도 줄고 몸이 가벼워진 것 같아요."

흔히 우리는 몸이 크면 건강하다고 생각하지만 그렇지 않은 경우가 훨씬 더 많다는 것을 사례를 통해 익히 알고 있다. 한약으로 붓기를 내려앉게 하고, 자궁에 뭉쳐 있던 어혈을 풀어 주었더니 얼굴과 팔, 다리의 붓기도 가라앉고 자궁도 편안해진 것 같았다.

그래서 이번에는 임신을 돕는 한약을 처방했다. 임신할 수 있는 몸과 마음을 미리 준비하면 훨씬 임신이 쉬워지기 때문이다. 좋아진 몸 상태로 임신을 위한 한약을 복용했을 때 더 좋은 효과를 볼 수 있다.

두 번째 한약을 짓고 돌아가는 부부의 모습이 어딘지 모르게 가볍고 밝아 보여서 나 역시 기대가 되었다.

두 번째 한약 복용 한 달 후

반가운 전화가 왔다. 몸이 전보다 훨씬 좋아진 상태로 시험관시술을 하기 위해 병원을 찾았다가 뜻밖에 좋은 소식을 들었다면서 자연임신 소식을 전해왔다. 참으로 보람 있고 행복한 순간이었다. 시험관시술을 통해 임신할 수 있는 것도 좋은 소식인데 자연적으로 임신이 되었다니 얼마나 기쁜 일인가. 이 환자를 통해 의학의 기술이 임신을 도울 수는 있지만, 그것에 앞서 임신할 수 있는 환경을 만드는 것이 무엇보다 중요하다는 사실을 더욱 깨닫게 되었다.

쉽게 낙담하지 않는 법, 쉽게 포기하지 않는 법, 너무 서두르지 않는 법, 오래 천천히 기다리는 법. 환자들을 통해 많은 것을 배우게 된다. 부디 끝까지 행복한 임신이 되기를 빌어 본다.

대추밭 처방전

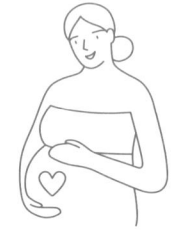

1) 시험관시술의 부작용과 착상탕

체외수정 시술의 첫 번째 문제점은 낮은 착상률이다. 앞에서도 언급했지만 임신 성공률은 31.9%인 것에 비해 출생률은 25.7%이다. 이러한 착상률 문제를 해결하기 위해 배아 이식 프로게스테론 또는 hCG를 보강하는 방법이 실시되고 있으나, 현재까지는 확실한 보완 방법을 찾지 못한 상황이다.

두 번째 문제점은 과배란 유도 약제의 부작용이다. hCG 사용 환자의 약 20%에서 난소과자극이 발생하고, GnRH agonist로 치료받은 여성의 89%에서는 안면홍조와 땀, 29%에서는 두통, 이외에도 우울증, 성욕감퇴, 전신 통증, 난소낭종, 골다공증, 콜레스테롤과 중성지방의 증가가 발생한다는 연구 결과가 나와 있다. 이런 부작용들은 자궁외임신, 혈전 질환, 자연유산을 일으킨다.

그러므로 이러한 체외수정의 부작용에 대해서도 잘 생각한 다음 진행해야 한다. 그런 면에서 체외수정을 시작하기 전 미리 한방 치료로 준비하는 것을 적극 권하고 싶다.

① 과배란 유도

이 시기에는 배란 유도제를 주사하게 된다. 배란 유도제는 앞에서도 말했지만 여러 부작용이 학계에 보고되고 있어서 조심스럽게 접근할 필요가 있다. 하지만 여의치 않으면 미리 난소의 혈행을 촉진하고, 배란을 원활하게 하여 난자의 질을 높이기를 권한다. 난자 채취 석 달 전부터 한약을 복용하면 효과를 볼 수 있다.

② 난자와 정자 채취

난자와 정자를 채취하는 시기에는 남성과 여성의 몸 상태가 가장 중요하다. 난자와 정자 채취 한 달 전부터 금주와 금연, 적당한 운동과 건강한 식사를 통해 최상의 몸 상태를 만들어야 한다. 이때 남성은 정자의 운동성과 질을 높이는 한약을 복용하면 더욱 효과를 볼 수 있다.

③ 수정, 착상, 임신 유지

배아가 이식되어 착상하는 시기로 이때가 가장 중요하다. 배아를 자궁내막에 이식하는데, 이때 착상이 잘되기 위해서는 자궁내막이 잘 형성되어 있어야 한다. 임신에 있어서 탄탄한 자궁내막 두께는 중요한 부분이다. 자궁내막이 얇다면 수정된 배아의 상태가 좋아도 착상이 잘 이루어지지 않고 실패하는 경우가 많기 때문이다. 적어도 6㎜는 넘어야 안정적이라 할 수 있을 것이다.

대추밭에선 자궁내막을 잘 형성하기 위해 자궁 혈류량을 증가시키는 한약을 두 달 정도 복용하기를 권한다. 그리고 자궁내막이 잘 형성되고 난 후에는 태반을 안정화해 줄 한약을 복용한다. 흔히 착상탕이라고 부르는데, 착상과 안정적 임신 유지를 돕는 약이다.

2) 음식

① 해조류

착상이 잘되기 위해서는 자궁내막의 혈류개선이 매우 중요하다. 조혈 기능은 혈액의 상태를 맑고 깨끗하게 해 주는 것으로, 이는 자궁내막의 혈류 개선에 있어 매우 중요한 기능이다.

미역, 김, 다시마, 톳 등의 해조류는 이 조혈 기능이 탁월한 식재료다. 해조류는 혈을 맑게 하여 어혈을 제거하는 동시에 자궁으로의 혈류를 증대하여 내막을 견고하게 하는 역할을 한다.

② 균형적인 식사

특정 음식을 과하게 먹거나 아예 배제하는 것보다는 골고루 건강한 음식을 먹는 것이 중요하다. 어떤 영양소도 부족하지 않도록 하며 특히 오메가3, 통곡물, 채소, 엽산, 비타민D 등을 골고루 먹는 것이 좋다.

3) 운동

스트레스 관리

시험관시술을 앞두면 엄청난 스트레스를 받게 된다. 이때는 어떤 운동을 하라고 권하기보다는 스트레스 관리에 중점을 두라고 말하고 싶다. 앞에서도 설명했듯이 스트레스는 코르티솔 분비를 촉진한다. 우리 몸은 이를 바로잡기 위해 옥시토신을 분비하는데 이는 자궁을 수축시켜 자궁 압력을 높이기 때문에 만약 배아 이식 후라면 배아가 배출되는 안 좋은 결과를 가져오기도 한다. 그러므로 스트레스를 받지 않는 선에서 자신이 하고 싶은 운동을 적절히 하는 것을 권하고 싶다.

순환 운동을 통해 심신의 안정을 원한다면 요가나 필라테스를, 복부와 골반 주변의 근력 강화를 원하면 무리하지 않는 선에서 팔굽혀펴기, 스쿼트 같은 근력 운동을 권한다. 혈액 순환과 노폐물 배출을 위해 땀 흘리는 운동을 원한다면 조금 빨리 걷는 산책도 괜찮다.

4) 한방차

① 더안차 난

더안차 난은 난임 남성에게 도움을 주기 위해 대추밭 백한의원이 오랜 연구 끝에 만든 차이다. 난임에 좋은 귤피, 산수유, 구기자, 오미자, 자소엽 등 다섯 가지 재료를 선별해 각각 로스팅하여 티백으로 만들었다.

② 더안차 뉘

더안차 뉘는 역시 대추밭 백한의원에서 만든, 난임 여성에게 도움을 주는 차이다. 오랜 난임 연구를 통해 작약, 자소엽, 귤피, 당귀 등 네 가지 재료로 만들었으며, 티백으로 쉽고 편하게 음용할 수 있도록 했다.

그 재료들의 효능은 다음과 같다.

귤피(진피) : 스트레스 해소에 도움이 되며 기운을 이롭게 하는 한약재다. 스트레스는 간 기능에도 영향을 미치는데 진피가 이를 해소하며, 특히 남성에게 이로운 약재다.

산수유 : 옛 문헌에 산수유는 몸을 강하게 해 남성력을 향상시키고, 순환을 증진한다고 나와 있을 정도로 남성 기력 향상에 좋

은 재료다. 코르닌, 사포닌, 타닌, 비타민A 등이 풍부해 하체에 힘을 실어 주고 피곤을 풀어 주는 데도 탁월하다.

구기자 : 난임 치료에 효과적인 한약재다. 구기자의 열매는 정자의 숫자와 활동력을 높이는 데 좋으며 허리와 다리의 힘을 보강하여 옛 중국인들에게 정력제로 유명했다.

자소엽 : 따뜻한 성질을 가지고 있으며 매운맛으로 몸의 찬기를 없애 주는 한약재다. 자소엽의 씨앗인 자소자는 기를 아래로 내려 가래나 변비에 좋고, 자소엽의 줄기인 자소경은 기를 돌려 임신을 돕는다고 알려져 있다.

자소엽은 특히 기혈의 순환이 막힌 기울 증상이나 울체 증상에 탁월하다. 그뿐만 아니라 리놀렌산 성분이 함유돼 있어 콜레스테롤 수치를 낮추는 효능이 있는데 이는 성인병 예방에 도움이 된다.

오미자 : 다섯 가지 맛을 가졌다 하여 붙여진 이름이다. 해외에서는 쉬잔드라(Schisandra)라 하여 임신 능력을 높여 주는 허브로 유명하다. 구연산, 주석산 등의 유기산이 들어 있어 몸의 신진대사를 원활하게 해 주고 비타민과 미네랄이 풍부한데, 그중 리그난이라는 성분이 유명하다. 리그난은 강력한 항산화물질로 식물성 여성호르몬의 역할을 한다고 알려져 있다. 여성호르몬이 부족하면 그 기능을 보조하고, 여성호르몬이 과하면 그 기능을 억

제하는 조절 기능을 한다는 점에서 매우 탁월하다.

뿐만 아니라 오미자는 전립선 기능을 강화하고 정자의 수와 활동성을 높이는 역할을 하므로 여성과 남성 모두에게 좋은 한 약재로 꼽힌다.

작약 : 꽃이 크고 탐스러워 예로부터 함박꽃이라 불린다. 작약 은 여성에게 좋은 약초로 알려져 있다. 특히 콜레스테롤 수치 개 선에 도움을 주며, 여성 질환 개선에 효과적이다.《동의보감》에 는 산후조리와 생리불순, 무배란, 희소배란, 생리통 등에 효과를 볼 수 있다고 나와 있다. 대추밭 백한의원에서 한약을 연구한 부 산대학교 한의학전문대학원 하기태 교수팀은 작약이 자궁의 수 용력을 증진해 임신을 촉진한다는 연구 결과를 증명해 화제가 되기도 했다.

당귀 : '여자의 인삼'이라고 불릴 정도로 여성 임신에 좋은 한 약재다. 자궁내막의 혈류 개선을 도와 착상이 잘되게 하며, 난소 혈류를 개선해 건강한 난자가 나오도록 돕는 역할도 한다. 흔히 '자궁이 차다'라는 말을 한다. 이는 '혈허'라 하여 자궁으로의 혈액 공급이 잘 안 되는 상황으로, 자궁내막이 얇아지고 생리 양이 적 어지게 된다. 당귀는 자궁 내 혈류를 개선해 이 증상을 완화하는 역할도 한다.

임신을 위한 잔소리

　시험관시술은 자연적으로 임신이 힘들 때 하는 시술이다. 건강하지 않은 자궁 여건과 건강하지 않은 정자 여건으로 빚어지는 일인데 임신을 기다리는 부부에게는 어쩔 수 없는 마지막 선택이기도 하다. 그것이 마지막 선택지이기에 눈물을 삼키며 결정했을 이들의 용기와 결정에 박수를 보내고 싶다.

　시험관시술을 결정한 이들에게 꼭 전하고 싶은 말은 그로 인해 스트레스를 받지 말라는 것이다. 이것은 부인이 부족해서도 아니고 남편이 부족해서도 아니다. 누구의 잘못이 아니라 그저 하나의 선택일 뿐이다. 우리가 출산할 때 자연출산과 제왕절개를 선택하듯 임신도 마찬가지다. 여러 가지 여건 때문에 제왕절개로 출산하는 것처럼 몸과 상황이 따라 주지 않으면 시험관시술을 하는 것은 당연한 선택이라 하겠다. 그러니 그 선택에 대해 어떤 스트레스도 받지 말고 마음 편하게 생각하기 바란다.

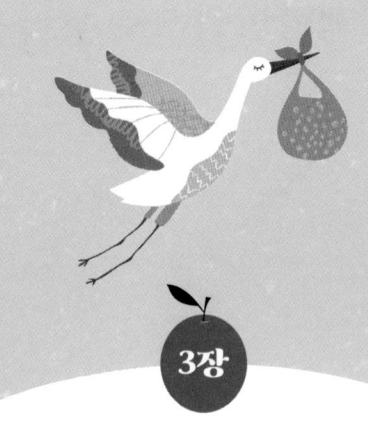

사람들은 왜 그렇게
대추밭 백한의원으로
찾아올까?

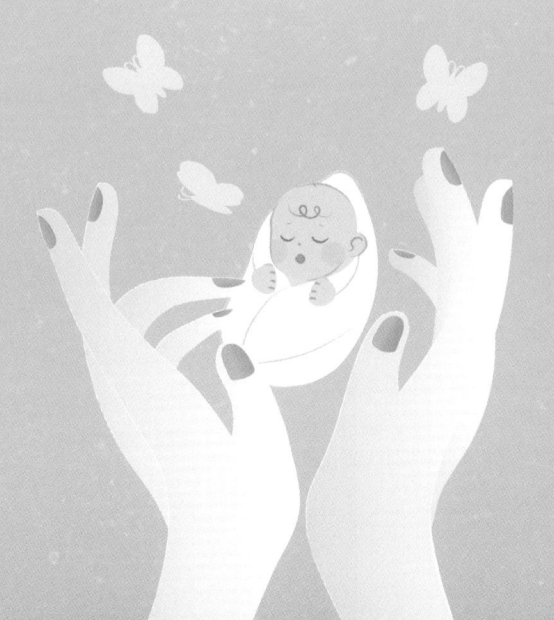

3장 사람들은 왜 그렇게 대추밭 백한의원으로 찾아올까?

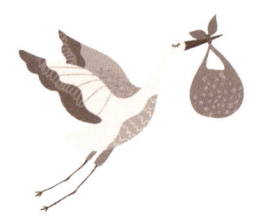

1. 대추밭에 약방이 생기다

경주 대추밭 백한의원 이야기는 경북 경주시 건천읍 조전리라는 작은 마을에서 시작된다. 나의 본적은 경주시 건천읍 조전리 167번이다. 조전(棗田)리는 한자로 대추 조 자, 밭 전 자를 쓰는 마을로, 이를 우리말로 풀면 대추밭이라는 이름이 된다. 조전리는 그 이름에 걸맞게 예나 지금이나 대추나무가 무성하다.

특히 예전에는 마을로 들어가는 입구에서부터 흐드러진 대추나무의 여린 나뭇가지가 울창해서, 백(白)씨들의 집성촌이었던 대추밭에는 사람 수보다 대추나무 수가 더 많다는 말이 나올 정도였다. 그만큼 찾는 이도, 아는 이도 그리 많지가 않은 조용한 마을이었다.

정확한 연도는 찾을 수 없으나 1900년경으로 추정되는 시기에 나의 고조부 되시는 백진기 님이 마을 이름에서 따온 '대추밭'이라는 명칭과 당신의 성에서 딴 '백'을 합쳐 '대추밭 백 약방'을 열었다. 그때부터 대추밭은 사람들이 드나드는 유명한 마을이 되기 시작했다.

나의 조부는 고조부를 바위와 같은 분으로 기억하셨다. 성품이 강직하고 단단하여 누구도 두드려 깰 수 없는 존재, 그것이 고조부를 표현할 수 있는 말이라 하셨다. 그런 것을 보면 당신께서는 누구의 뜻을 따르기보다 스스로 길을 여는 분이었을 것이다. 스스로 약초를 공부하고, 스스로 맥을 공부하셨다니 역시나 싶다. 조용히 한의학을 공부하던 고조부가 대추밭 백 약방을 열게 된 계기는 다름 아닌 본인의 문제 때문이었다고 한다. 결혼한 지 3년이 지나도 자손이 생기지 않아 걱정이 이만저만 아니었던 까닭이다. 그도 그럴 것이 고조부는 집안의 장손이었으므로 고조모와 고조부의 근심은 나날이 깊어가고 있었다.

고조부께선 스스로 공부한 것을 토대로 한약을 지어서 고조모도 복용하고 당신도 복용하였는데 이후 거짓말처럼 임신이 되었다고 한다. 그리고 이 소문은 발 없는 새처럼 훨훨 날아 경상도 일대로 퍼져나갔다. 그때부터 대추밭에는 그 소문의 주인공을 만나기 위해 수많은 사람이 줄을 섰다고 한다. 그 줄이 마을 입구까지 늘어졌다고 하니 요즘으로 말하면 대박 난 집이 된 것이다.

　지금도 그렇지만 옛날에는, 특히나 난임은 여성들에게 큰 고통을 주는 병이었다. 여성에게 자손을 잘 잇는 것이 가장 큰 덕목이었던 시절, 한 집안의 아내로, 며느리로 첫 번째 해야 할 일은 자손을 잇는 것이었다.

　하지만 이것이 뜻대로 되지 않을 경우 여성이 받는 고통은 지금보다도 몇 배는 큰 것이었으리라 짐작된다. 자손을 잇지 못하면 집안에서 쫓겨나는 것은 당연지사였고, 대를 잇지 못한다는 괴로움에 여성 스스로 자신을 여성성을 잃어버린 존재로 여기기 일쑤였다. 이런 고통을 누구보다 잘 아는 고조할아버지는 찾아오는 이들의 청을 거절할 수 없어 한두 명씩 약을 지어 주었다. 그렇게 처음에는 우연히 찾아왔던 행운이 '대추밭 백한의원'의 시작이었다. 그 시작이 이리도 오래 이어지리라고는 누구도 알지 못했을 거다. 하지만 모든 시작은 그렇게 우연처럼 이루어진다. 그리고 그것은 언제나 필연으로 연결된다.

　대추는 한방 용어로 대조(大棗)라 한다. 그만큼 영양분이 풍부하다는 뜻으로, 예로부터 '대추를 보고 먹지 않으면 늙는다'는 말과 '양반 대추 한 개가 하루아침 해장'이라는 말이 있을 정도로 이 작은 열매의 효능을 높이 샀다. 특히 대추는 남성보다는 여성에게 좋은 약재다. 대추의 성질이 몸을 따뜻하게 해 주어 여성들의 냉증 치료에 좋고, 부인병에도 많이 쓰인다.

난임 전문 한약방이 대추밭에서 생겨났다는 것, 그것은 우연을 가장한 운명일지도 모르겠다. 그 작은 운명의 시작이 '대추밭에 대추나무가 아니라 백 약방이 있다'는 말을 낳았고, 130년 역사는 그렇게 시작되었다.

2. 하루에 소 한 마리 값을 벌다

그렇게 간판을 건 '대추밭 백 약방'은 환자들로 인산인해를 이루었다고 한다. 소문도 소문이었지만 한 번 고조부의 진료를 받은 환자들은 정확하고 똑 부러지는 모습을 잊을 수 없었다고 했다.

"약 잘 짓는 약방이 있다카데"라는 소문은 세월과 함께 "누구네 집에 임신했다 카더라"라는 약효로 나타났고 "대추밭이 임신에는 최고니더"라는 확신으로 바뀌었다. 하루에 소 한 마리 값을 벌어들였다고하니, 어마어마한 돈을 벌었을 것이다.

이렇게 많은 돈을 벌어들인 데는 여러 가지 이유가 있었을 테지만, 우선 대추밭 백 약방만이 가진 약의 비법을 들 수 있을 것이다.

고조할아버지의 약재 비법은 지금도 우리 한의원에서 이어지고있는데, 그것은 한 재의 약과 또 생리 후 복용하는 4첩의 약이라는, 좀 특별한 방법에 있다. 당시의 어려운 서민 생활에 한약 한 재 값은 큰 부담이었을 것이므로 4첩 약을 생각해낸 것이 아닐까, 그 배경을 유추해 보는 사람도 있다. 4첩의 약이라면 아무래도 싼 가격에 효과는 극대화할 수 있으니 고조부의 4첩 약은 지금으로 치면 아주 좋은 마케팅이었을 거라고 말이다.

하지만 그것은 지극히 요즘 식으로 풀어 본, 대추밭 백 약방을 그저 하나의 사업으로만 본 단순한 시각이라고 나는 생각한다. 고조부는 정직과 강직으로 살아온 분으로, 그저 환자를 위하는 마음 하나로 이익에 상관없이 환자 입장에서 생각하다 보니 그런 비법이 나온 게 아닐까 한다.

그리고 다른 이유는 그것이 단지 하나의 약방이 아닌 온 집안의 일, 온 마을의 일이었다는 것이다.

매일 마을 앞까지 줄 선 환자들을 돌보는 건 쉬운 일이 아니었다. 진료 외에도 약 짓기, 약초 구하기 등 앉아서 환자 얼굴만 본다고 약방이 운영되는 것은 아니었기 때문이다. 그래서 많은 사람이 필요했는데, 대추밭에 사는 백씨들은 거의 모두 약방에 기대어 살았다고 해도 과언이 아니었고, 고조부는 이들에게 모두 응당한 품삯을 쳐 주었다고 한다.

그래서 고조부는 최선을 다해 진료할 수 있었고, 약 짓는 사람은 그 나름의 최선을, 약초 대는 사람은 또 그 나름의 최선을 다했을 것이다. 말하자면 옛날 대추밭 백 약방은 한 집안, 한 마을 공동체의 중심에 있었다. 하나의 약방이 하루에 소 한 마리 값을 벌었던 것이 아니라, 한

마을이 함께 이룬 성과라는 게 맞는 말일 것이다. 나라 전체가 가뭄과 기근으로 시달릴 때도 대추밭에는 굶는 사람이 없었다고 하니 성공한 기업 하나가 한 나라를 살린다는 말이 맞지 아니한가.

3. 그 많던 돈은 어디로 갔을까

고조부께서 벌어들인 돈은 지금으로 쳐도 몇백 억은 될 정도로 어마어마했다고 한다. 하지만 알려지기로는 그 돈을 다음 대인 증조부에게 물려주지 않았다고 한다. 그렇다면 그 돈은 어떻게 된 것일까?

소문에 의하면 고조부가 어느 종교에 빠져 지구 종말론을 믿었다고 한다. 그래서 세상이 멸망할 것이니 대추밭에서 가까운 단석산에 가서 제사를 지냈다고 한다. 그러면서 매일 번 돈을 단석산에 묻었다는 것이다.

단석산은 역사적인 의미가 있는 곳인데, 바로 신라 시대 김유신이 화랑들을 훈련시키던 곳이었다. 고조부께선 제사를 지내면서 지리적으로 가깝기도 했지만 여러 가지로 의미가 있는 곳을 선택했던 것으로 보인다. 그런 고조부의 일화가 사실인지 거짓인지는 알 수 없지만, 대추밭의 어른들은 모두 그렇게 기억하고 있었다.

그런 이유로 집에 돈이 없었으니 일제 강점기와 한국전쟁을 겪으면서도 별다른 피해를 보지 않았고, 이는 우리 집안뿐만 아니라 대추밭의 다른 백씨 집안도 마찬가지였다고 한다.

하지만 나는 의문이 들었다. 고조할아버지의 진취적인 성격은 분명 당신을 또 다른 곳으로 눈 돌리게 하였을 것이다.

1860년 4월 5일 경주 용담에서 동학을 창도한 수운(水雲) 최제우는 이듬해 1861년부터 본격적으로 포교 활동을 전개한다. 처음 경주를 중심으로 알려지기 시작한 동학은 점점 전국으로 퍼져나갔다. 그리고 1862년 포항 흥해를 시작으로 접주제를 실시하게 되어 전국에 13개 접소를 설치하게 된다.

그중에서 경주 부서는 백사길, 강원보가 맡게 되는데 여기에 등장하는 백사길이 바로 대추밭 출신이었던 것으로 추정된다. 그러면 대추밭에서 가장 재산이 많았던 고조할아버지와 백사길은 아무런 관계를 하지 않았을까? 그렇지 않을 것이다. 그때 우리 집안은 약 종사 집안이었다. 조선 시대 중인에 해당하는데, 재산이 많은 중인이라면 혁명에 깊이 관여할 수밖에 없었을 것이다.

새로운 삶을 갈구했던 민중에게 희망과도 같았던 동학이 바로 주변에서 창도되었고, 가장 활성화된 곳이 경주였다면 분명 고조부와 관련이 있었을 것이다. 그리하여 고조부는 실상 동학에 자금을 대는 인물이 아니었을까 하는 것이 나의 생각이다. 스스로 산에 돈을 묻는다는 소문을 내 이러한 사실을 숨기려고 했던 것은 아닐까 하고 말이다. 하여튼 지금도 소문을 믿고 단석산을 기웃거리는 사람들이 있다고 하니 긴 세월 속에서도 살아있는 고조부의 숨결을 느낄 수 있을 것 같다. 그 많던 돈이 산에 묻혔든 동학의 자금으로 들어갔든 대추밭 백한의원의 시초는 조금은 거창하게, 조금은 영웅담처럼 시작되었다.

4. 똥고집도 쓸 데가 있다

1930년경 우리나라가 일제 강점으로 가장 힘들었던 시절, 증조부이신 백영흠 님은 대추밭 백 약방을 물려받게 된다. 가업의 대를 잇는 매듭이 묶이는 순간이었다.

나의 증조부는 고조부의 한약에 힘입어 태어난 분으로, 마치 운명처럼 약방에서 일을 배우고 터득해 마침내 약방의 주인이 되었다. 하지만 증조부에게는 절대 녹록하지 않은 약방 생활이었다.

당시 시대적 배경이 더욱더 그러했는데, 우리나라를 점령한 일본이 한의학 말살 정책을 펼쳐서 한의학은 말 그대로 혹독한 시련기를 맞게 된다. 그에 앞서 러일전쟁 이후부터 우리나라에서는 한의사의 배출을 제한하기 시작했고, 대한의원에서조차 한의사들을 축출하고 있었다. 나라의 의료체제가 서양의학 중심으로 바뀌고 있던 무렵이라, 한의학은 비과학적이라는 꼬리표를 달고 점점 더 설 자리를 잃어 갔다.

물론 그것은 일본이 겉으로 내세우는 이유였고 그들의 속내는 따로 있었는데, 바로 민족의식의 말살이었다. 이런 배경에서 생겨난 한의학에 대한 그릇된 인식이 지금까지도 일부 이어지고 있다니 가슴 아픈 일이 아닐 수 없다. 이러한 차별은 고조부가 약방을 돌보던 시절부터 있었지만, 그 여파가 쉬이 시골 마을인 대추밭까지 미치지는 못했었다. 하지만 일제 강점기가 길어지면서 탄압이 경주 깊숙이까지 파고들었고, 어느새 대추밭 마을까지 위협하게 되었다고 한다. 그렇다고 민중의 마음 깊숙이 뿌리내린 한의학에 대한 믿음까지 빼앗아 가지는 못했지만, 약방 나름으로 어려운 시기였음에는 틀림이 없었다. 고조부의 바위 같은 성품과 달리 유순했던 증조부로선 대를 이은 이후 처음으로 시험대에 오르는 순간이었을 것이다.

우선 가장 큰 문제는 환자 수의 급감이었다. 가업을 잇는 데 있어서 가장 힘든 일이 이것이다. 환자들은 변화를 싫어하기 때문에 의원의 자리를 한결같이 윗대가 지켜 주기 바란다. 의원이 바뀌면 마치 약효까지 바뀌는 것으로 받아들이기 때문이다. 세월이 흐르면 당연히 자리는 다음 세대에게 이어지는 것이 순리건만 증조부는 그런 환자들의 태도를 감당하기 힘들어했고, 환자 수의 급감으로 이어졌던 거다.

사람에게 애정과 정성을 다하던 증조부는 약방의 식솔들과 마을 사람들에게까지 마음이 쓰였다. 모두 약방의 밥을 먹는 사람들인데 환자가 줄면 그들이 굶어야 하므로 더욱 괴로우셨을 것이다. 특히 고조부가 남긴 재산이 하나도 없었으니 처음부터 다시 시작해야 했던 증조부로서는 큰 위기가 아닐 수 없었다.

그렇지만 증조부께선 좌절하지 않고 고조부의 빈자리를 좋은 약재와 성심을 다한 진료로 메우려 노력했다. 특히 증조부는 여유롭지 못한 상황에서도 약재만큼은 값을 더 치르더라도 최고를 고집하셨다. 약방의 운영에 관여하던 친척들은 어린 의원이 똥고집을 부린다며 '저 똥고집이 큰일을 낼 것'이라고 걱정이 이만저만 아니었다고 한다.

그런 와중에도 증조부는 좋은 약초를 구해온 약초꾼들만 상대했고, 이는 다시 좋은 약효로 이어져 결국 떠났던 환자들이 다시 돌아오는 결과를 낳았다. 증조부의 똥고집이 일을 망치는 것이 아니라 오히려 대추밭 백 약방을 살렸으니, 큰일을 낸 셈이었다.

누구에게나 위기는 있기 마련이다. 하지만 이를 요행으로 극복하느냐, 정도를 통해 극복하느냐는 아주 다른 결과를 만들어낸다. 대추밭 백한의원의 130년 명맥은 그렇게 이어졌다.

5. 깊은 아버지의 그늘

나의 조부는 증조부를 물과 같았던 분으로 기억하고 계셨다. 나는 어릴 적 조부와 함께 보낸 시간이 많았는데 조부는 술 한잔 걸치는 시간이면 꼭 증조부 이야기를 하시곤 했다. 조용하고 너그러운 성품이 물처럼 잔잔하여 모든 사람을 받아내는 분이었다고 하셨다. 비록 위기에 처한 약방을 구해내기는 했지만 어쩐지 나는 증조부가 조금은 슬픈 어른이었을 거라는 생각이 든다.

처음, 나 역시 한의원에서 아버지에게 수련의 과정을 거칠 때였다. 진료할 때마다 거의 모든 환자의 실망하는 얼굴을 봐야 했다. 그중에는 실망을 넘어 화까지 내는 환자도 있었다. 어디 새파란 놈이 앉아 있느냐, 아버지를 찾아오라며 다시 돌아가는 경우가 허다했으니 말이다. 조용하고 유약했던 증조부의 성품으로 보면 보통 힘든 일이 아니었을 것이다. 게다가 매일 줄을 서던 환자들이 당신이 약방을 맡으면서부터 뚝 끊겼으니 자신에 대한 책망이 얼마나 컸을 것인가. 비록 결과는 성공이었지만, 그 과정에서 유순한 증조부가 받은 상처는 안으로 곪아갔으리라 짐작한다.

조부는 당신 아버지가 종종 한밤중에 어디론가 사라지는 모습을 보았다고 했다. 그래서 한 번은 뒤를 따라가 본 적이 있는데 증조부께서 약재 창고로 들어가더니 남몰래 약술을 꺼내 드시더란다. 그때 조부의 나이 스물도 안 된 소년이었지만 당신 아버지의 얼굴에서 깊은 그늘을 보았다고 한다. 아침이 되어 걱정스러운 얼굴로 아버지를 뵈었는데 언제 그랬냐는 듯이 자상한 미소로 아들을 맞아 주셔서 또 한 번 놀랐다고 한다.

약방도 다시 옛 명성을 되찾아 잘 되고 있는데 무엇이 저리도 당신을 힘들게 하는지 그때는 몰랐지만, 지금은 알 것 같다고 조부는 말씀하셨다.

이제 와 새삼 나는 '물과 같은 분'이었다는 말을 다시 떠올려 본다. 물과 같은 분. 모든 사람을 포용하는 모습도 있었겠지만 내 조부께선 또 다른 의미로 증조부를 물과 같은 분이라 하신 건 아닐까. 아마도 깊은 물처럼 그 속을 알 수 없는 분이었다는 뜻도 포함되어 있었을 거라 여겨진다. 저 가슴 밑바닥에선 늘 먼바다의 큰 파도를 안고 살지만, 물 밖에서는 아무도 그 폭풍우를 알지 못했을 것이다.

누구에게나 당당하고 성공한 사람이었던 아버지와 달리, 그 아버지를 넘지 못한다는 생각에 괴로워하고 힘들어했을 아들. 아버지의 크고도 슬픈 그늘 때문에 아들의 가슴 한편은 그늘진 물처럼 썩고 있었을 생각을 하니 마음이 아팠다. 그렇게 대추밭의 2대는 지나가고 있었다.

6. 대추밭이 경주에 자리잡다

1970년, 대추밭 백한의원 3대 원장이 된 백길성 조부는 대추밭 백 약방을 맡으며 큰 결단을 내리게 된다. 그것은 바로 대추밭에 있던 약방을 지금의 위치인 경주시 황오동 팔우정 삼거리로 옮기는 것이었다. 어떻게 보면 큰 모험일 수 있는 일이었다. 몇몇 집안 어른들의 반대도 있었지만 조부는 꿋꿋하게 일을 진행했다. 그리하여 대추밭 백 약방은 경주 시내에서 또 한 번의 전환기를 맞이한 셈이다.

조부가 약방을 옮긴 곳은 그때 당시 몇 걸음만 걸으면 경주역과 버스 터미널이 있는 교통의 요지였다. 주위에는 여객 손님이 많은 거리답게 해장국집들이 즐비했다. 그래서 지금도 한의원 앞에는 팔우정 해장국 골목이라는 거리가 남아 있다.

이렇게 좋은 입지적 조건을 택한 것은, 우선 밀려오는 환자들을 다 받아내기에 대추밭이 너무 좁았기 때문이다. 대추밭 백 약방의 명성은 경상도 일대를 넘어 점점 전국으로 퍼져나가고 있었다. 그러니 서울에서, 강원도 등지에서 찾아오는 환자들이 좀 더 쉽게 찾아올 수 있도록 하려는 조부의 배려였다.

그러나 도시로 나온 약방을 대하는 환자들의 태도는 너무도 냉정했다. 우선 바뀐 약방 자리가 그 원인이었지만, 그 이면에는 또 다른 이유가 있었다. 바로 3대인 백길성 조부가 2대 백영흠 증조부의 장손이 아닌 둘째 아들이라는 것이 그 이유였다. 증조부께선 자신을 닮은 장손보다 고조부를 닮은 둘째 아들에게 약방을 물려주시고자 하셨고, 이런 상황에서 환자들은 혼란에 빠졌다. 진짜 대추밭 백 약방이 아니라며 돌아서는 환자들도 많았고 굳이 조전리까지 들어가서 약방을 찾아 헤매는 분들도 많았다.

그래서인지 건천에 사시며 약방 일을 어깨너머로 배우던, 지금은 돌아가신 큰할머니를 찾아가는 환자들이 7~8년 전까지만 해도 있었다. 하지만 가업을 잇는 데 있어서 가장 중요한 것은 지리적 위치나 형제간의 서열보다도 그 정신을 어떻게 물려받았느냐일 것이다.

특유의 환한 미소로 사람을 맞고 환자를 진정으로 생각하는 조부의 진료는 대추밭에서보다 더 큰 성공을 거두며 대추밭 백 약방의 경주 시대를 활짝 열었다.

대추밭 백한의원을 조전리에서 경주 팔우정으로 옮길 때 송운 최홍락 선생님이 조부 백길성 님을 위해 상량문을 써주시기도 했다.

7. 비지 사러 왔다가 두부 사 간다

약방이 파하는 시간이 되면 대추밭 백 약방의 뒷골목은 수런거렸다. 오토바이 하나가 뒷문에 도착하면 큰 포대 자루 하나가 문을 나섰다. 그리고 뒷자리에 포대 자루가 척 올라가면 오토바이는 어디론가 떠났다. 포대 자루 안을 꽉 채운 것은 다름 아닌 지폐 뭉치였다. 하루 동안 약방에서 번 돈이 포대 자루에 담겨 농협으로 보내졌다. 하루 벌이가 어떻게 포대 자루 하나가 되느냐고 묻겠지만 그때는 그랬다고 한다. 쇠스랑으로 돈을 긁었다는 게 맞을 것이다. 그 오래된 대추밭의 저녁 풍경을 나도 여러 번 보았으니 거짓말은 아닐 것이다.

대추밭 백 약방은 경주 시내로 옮기고 얼마 되지 않아서 옛 명성을 뛰어넘는 성공을 거두게 되었다. 그 성공 뒤에는 하나의 가게를 오래 지키다 보니 저절로 얻게 된 영업 사원들의 덕도 많았다. 다름 아니라 80년 동안 대추밭 백 약방을 오갔던 많은 환자들이 곧 영업 사원이었다.

약방은 물어물어 찾아온 도시 손님들과 함께 시골에서 제집 드나들 듯 찾아온 할머니 손님들로 언제나 북적였다. 그 할머니들은 대를 물려 한약을 짓는 분들이었다. 할머니가 젊은 시절 한약을 먹고 낳은 아들이 커서 결혼하여 다시 한약을 먹고 아들을 낳는다. 그리고 할머니는 또 손자 며느리의 손을 잡고 약방을 찾는 것이었다. 그런 사람들 사이에 전해 내려온 유명한 말이 있다. 바로 '비지 사러 왔다가 두부 사 간다'라는 말이다. 환자들이 소문 하나 믿고 그저 맥이나 한번 잡아 볼까 해서 왔다가 조부의 진료 솜씨에 반해 남편 약에 자식들 약까지 맞추고 간다 하여 붙여진 말이다.

조부는 우선 환자들을 사람 좋은 웃음으로 맞이했다. 그리고 80년 동안 이어진 솜씨로 환자를 살피고 약을 지었다. 그렇다고 해도 일절 환자에게 아첨하는 법을 몰랐고, 절대 환자를 속이는 일 또한 몰랐다. 그것은 대추밭에서 가장 금기시되는 일이었다. 우리 집안은 80년 동안 오직 한길만 걸어왔다. 몇 대째 대를 이은 한의원은 많아도 오랫동안 한 분야에만 매진하는 한의원은 거의 없다. 그러다 보니 그동안 무수한 환자들이 거의 난임이나 여성 질환에 관한 약을 지어갔다. 그 많은 사례를 바탕으로 하는 진료는 어떤 한의학책보다도 체계적이고 전문적이라 할 수 있을 것이다. 당시의 의학이 난임에 관한 연구가 완성되지 않은 상태였음을 고려할 때 대추밭 백 약방의 약은 가장 좋은 여성 약일 수밖에 없었을 것이다. 그러니 환자들은 대추밭 백 약방에서 약을 짓는 것을 소원했고, 그저 당신 약이나 지어가라 해도 굳이 가족들 약까지 짓겠다고 하니 돈을 자루에 쓸어 담을 정도가 되었던 것이다.

당연히 조부는 쉴 틈 없이 진료를 해야 했다. 점심 먹을 시간도 없이 진료를 봤지만 그저 행복했다고 하시던 할아버지의 얼굴이 떠오른다. 그런 조부에게 돈이란 쫓는 것이 아니라 열심히 일하다 보니 자연스레 곁에 와 있던 것이라는 게 맞을 것이다.

당시 가장 믿을 만한 약을 지을 수 있었던 대추밭 백 약방은 환자들에게 마지막 희망과도 같았으리라. 그러니 비지 사러 왔던 수많은 손님이 두부를 사 가게 되지 않았을까 싶다.

8. 사람을 귀히 여기시던 할아버지

할머니는 경주 근처 월성에 살고 있던 월성 이씨 집안의 처자였는데, 할아버지와 혼담이 오가자 그렇게 기쁠 수가 없었단다. 대추밭 백 약방으로 시집가면 고깃국은 실컷 먹겠구나 싶어서다.

그리하여 할머니는 드디어 대추밭 백 약방의 안주인이 되었지만 기대는 꿈에 불과했다고 한다. 고깃국이라고는 한 달에 한 번 겨우 구경할까 말까였다고 하니, 과연 꿈은 깨지기 위해 존재한다는 말을 할머니는 몸소 체험해야 했을 것이다.

벌어들이는 돈은 많겠지만 그 돈이 모두 자기 것이 되지는 못했던 게 문제였다.

할아버지가 가진 남다른 인생 철학이 바로 '나에게는 짜게 남에게는 후하게'였다. 제 식구보다 주위에 있는 남의 식구가 더 눈에 들어오는 분이셨다. 집에 가져다주는 돈보다 퍼주는 돈이 훨씬 많아서, 할아버지가 돌아가시고 당신 명의의 통장에 남아 있던 돈이라고는 고작 6,000원이 전부였다 하니 할아버지의 성격을 알 만하지 않은가. 특히 할아버지는 정신수련에 관심이 많으셔서 한의원 진료를 아버지에게 맡기고 난 후부터는 산과 절을 친구 찾아가듯 다니셨다. 할아버지의 영향으로 나도 산을 꽤 좋아하는데, 그도 그럴 것이 할아버지는 심심하면 내 손을 잡고 경주 남산을 오르셨다.

"호야, 산에 가자."

할아버지가 부르면 나도 모르게 산이 나를 부르는 것처럼 달려 나갔다. 산에 오르며 할아버지는 수많은 나무와 풀들의 이름을 부르셨는데, 나는 그것이 꼭 친구를 부르는 것처럼 느껴지곤 했다. 그래, 1년에 3, 4개월은 절에서 머무셨던 분이니 어쩌면 할아버지에게는 나무가 친구고 풀이 애인이었을지도 모르겠다. 하지만 어느 한 꽃만 유독 좋아하거나, 한 나무만 특별히 사랑하지는 않으셨다.

할아버지는 자연은 그냥 두는 것이지 절대 사랑하는 것이 아니라고 하셨는데, 그 말씀 하실 때 내가 "할아버지 순 엉터리"라고 말했던 기억이 난다. 식물도 마음이 있어 좋은 음악을 들려주면 더 잘 자라고, 사랑하는 마음으로 보면 더 예쁜 꽃을 피운다지 않느냐며 말이다.

할아버지는 모든 자연을 그리 사랑할 수 있으면 그리하라 하셨다. 하지만 유독 한 나무만 좋아해 그것에만 사랑을 쏟지는 말라고도 하셨다. 그것은 그 나무만 잘 자라게 만들어 그 옆에 있는 나무들은 피해를 보게 되고 결국 자연의 섭리를 깨게 되는 일이라고 말이다. 그때는 이해할 수 없었던 것이 지금은 마음 아프도록 가슴 속에 울림이 되어 자리 잡고 있다. 그렇게 조용히 자연을 사랑했던 할아버지는 사람에게만은 사랑의 방식이 남달랐다.

산에서 내려오다 나물 파는 할머니라도 만나면 할아버지는 필요도 없는 나물을 한가득 사시곤 했다. 올라갈 땐 빈손이었지만 내려올 땐 언제나 두 손 가득 동네 아낙들이 캔 나물들이 들려 있었다.

그렇게 사람에 대한 사랑이 유별났던 할아버지는 노년에 당뇨 합병증으로 고생하셨다. 하지만 수술과 입원을 반복하며 사실 때조차 언제나 사람 좋은 웃음을 잃지 않으셨다. 할아버지만 계시면 병실은 언제나 웃음꽃이 피었고, 그런 모습을 보면 당뇨라는 병이 내게는 마치 감기처럼 쉬운 병처럼 여겨졌다.

하지 절단이라는 큰 수술을 받아야 했지만, 다리가 없어도 사람을 만날 수 있으니 행복하다는 할아버지를 보고 있자면 삶은 그 자체로 행복이라고 말씀하는 것 같았다.

특히 할아버지의 대소변을 받아냈던 나의 5촌 아재는 할아버지의 대변 냄새가 그렇게 고소할 수가 없었다면서 지금도 그 냄새가 그립다고 하셨다. 사람의 가장 밑바닥 모습마저도 추억하게 만드는 비결은 무엇일까. 비록 당신의 몸은 고통 속에있지만, 마음만큼은 언제나 봄날을 살 수 있었던 건 바로 할아버지 속에 사람을 향한 애틋한 사랑이 있었기 때문이리라.

할아버지의 손자로 산 나날이 그 어떤 날들보다 환했다고, 나는 지금 나의 아름다운 할아버지에게 전하고 싶다.

9. 이유 없는 고생은 없다

1951년 9월 25일 국민의료법이 제정되면서 역사적인 한의사 제도가 탄생했다. 그 법에 따라 대학에서 한의학을 전공하고 국가고시에 합격한 사람은, 의료업자로서 권리와 의무 모두를 의사와 동등하게 보장받게 되었다.

이후 5.16 군사 정부 때 한의사 제도를 폐지하려는 시도가 있었지만 강력한 반발에 부딪혀 무산된 바 있는 한의학은 80년대에 들어서면서 점점 성숙한 단계로 접어들게 된다.

그에 앞서 우리나라는 1910년에 일본의 식민지가 되면서 의료제도에도 일본식 제도가 도입되는 변화를 겪게 된다. 그 무렵 일본에서는 한방 제도를 폐지하고 서양의학 중심의 의료제도가 만들어졌다. 하지만 한국은 현실적으로 의료공급 부족을 해결하기 위해 의생(醫生)이라는 이름으로 전통 한방의를 존속시켰다. 그리고 의생 외에도 약종상이 있었다. 의생이 진단하고 처방하는 시술자였다면 약종상은 기성 처방집에 수록된 대중적인 한방약을 판매하는 직종이었다. 하지만 의생과 약종상의 실제 업무수행은 별다른 차이가 없었다.

말하자면 조부는 약종상이었다. 약종상이 하는 일은 의생과 다를 바가 없었으나 조부의 마음속에는 대추밭 백 약방을 오래 이어가야 한다는 마음이 강했던 것으로 보인다. 그래서 약방이라는 한계를 벗어나 좀 더 학문적인 체계를 갖춘 진료를 환자들에게 보장하고자 당신의 아들이자 나의 아버지를 1968년 경희대학교 한의대에 입학시키게 된다.

아버지는 경주를 떠나 서울로 올라갔을 때 무척 놀랐다고 한다. 아직 시골 수준을 벗어나지 못한 경주와 달리 너무도 발전한 서울은 한마디로 신세계였다. 그곳에서 공부하며 가정을 꾸리게 되었고, 새로운 도전도 꿈꾸게 되었다고 한다. 아직 대추밭 백 한약방을 할아버지가 잘 지키고 계셨기에 당신은 서울이라는 큰 도시에서 꿈을 펼치고 싶었다 하셨다. 그래서 대학을 졸업하고 서울에 '대추밭 백한의원'을 열게 되었다.

하지만 '대추밭 백 약방'의 전통을 벗어나 당신만의 방법으로 한의원을 운영하고자 했던 아버지의 계획은 초반부터 녹록하지 않았다. 아버지는 대학에서 공부한 것을 좀 더 체계적으로 환자들에게 전하고 싶었지만, 당시의 환자들은 새로운 것에 대한 거부감이 아주 컸기 때문이다. 거기에 '대추밭'의 그늘이 서울까지 미치기에는 너무 멀었던 걸까. 서울에 연 대추밭 백한의원은 얼마 못 가 문을 닫을 수밖에 없었다. 이후 아버지의 도전은 다시 대구로 이어졌고, 대구에서 문을 연 '대추밭 백한의원'은 경주만큼은 아니었지만 꽤 성공적으로 자리를 잡을 수 있었다고 한다. 그러던 중 사회에 대한 더 큰 봉사를 꿈꾸던 아버지는 국회의원 선거에 출마하게 했다가 모든 재산을 잃고 만다. 이후 아버지는 중대한 결심을 하게 되고, 대추밭 백 약방을 정식으로 잇고자 다시 경주로 향하게 된다. 그렇게 나의 아버지 백수근은 대추밭 백한의원의 4대를 맡게 되었다. 한의학과를 졸업한 아버지가 한의원을 맡으면서 대추밭 백 한약방은 지금의 이름인 '대추밭 백한의원'이라는 이름을 얻게 되었다. 대학에서 배운 학문에 서울과 대구에서 겪은 소중한 경험이 더해져 아버지의 한의원은 하루가 다르게 번창 일로를 달렸다고 하니 이유 없는 고생은 없는 모양이다.

10. 재주는 덕을 이기지 못한다

화타(華陀)가 말하길 "상의(上醫)는 사회를 고치고, 중의(中醫)는 질병을 예방하고, 하의(下醫)는 질병을 고친다"라고 했다. 화타는 후한 말기의 의사로 동방의 명의로 알려진 인물이다.《삼국지연의》에서 관우가 바둑을 두는 동안 어깨뼈에 묻은 독을 긁어내 제거했다는 유명한 이야기의 주인공이다.

아버지는 화타를 허준 다음으로 좋아하시는데 화타의 말을 새기며 스스로 상의가 되고 싶어 하셨다. 그래서 아버지는 사회로 시선을 돌리게 되었고, 그 첫 번째 도전이 앞서 말한 국회의원 출마하였다. 아버지는 젊은 나이에 대구에서 회심의 출마를 했지만 고배를 마시고, 경주로 돌아와 다시 국회의원에 출사표를 내지만 역시 두 번째도 실패하고 만다.

좋은 의사로서 건강한 사회를 만들고자 했으나 역량 부족을 느끼며 청운의 꿈을 접으셨지만, 아버지는 더 나은 사회, 더 나은 이웃을 위한 꿈은 접을 수 없으셨다. 그래서 다음으로 생각한 것이 장학회였다.

1990년 1월, 아버지가 출연한 현금 1억 10만 원의 자산으로 재단법인 '대추밭 장학회'가 설립됐다. 그 후 아버지가 매년 1억 원씩 출자한 것이 2001년 3월까지 총 8억 10만 원의 기본자산이 되었다. 그 자산의 이자로 지금까지 10억여 원의 장학금이 천 명 이상의 학생들에게 전달되었다.

잠시, 장학회 설립 취지문을 소개하고자 한다.

청소년은 나라의 동량이요, 희망이다.

아무 근심이나 걱정 없이 각자의 소질을 개발하고 창의성을 발휘하여 실력 배양에만 몰두해야 할 청소년 중에서 비범한 재질을 가졌으면서도 불우한 환경이나 사고 등으로 진학을 포기하거나 학업을 중단해야 할 대상자를 찾아 장학금을 지급함으로써 그들에게 용기와 희망을 심어 주고 나아가서는 민족과 국가를 위해 공헌할 수 있는 유능한 인재를 양성하는 초석의 일익을 담당하고자 재단법인 대추밭 장학회를 설립한다.

젊은 나이에 아버지가 국회의원이 되었다면 대추밭 백한의원의 운명은 달라졌을지도 모르겠다. 하지만 운명처럼 낙선의 아픔을 맛보게 된 것이 아버지의 다른 눈을 뜨게 하는 계기가 되었던 건 아닐까 한다.

"재주는 덕을 이기지 못한다."

이 말이 아버지의 젊은 시절을 이끌었다고 한다.

재주가 있어 환자들이 몰리고 돈을 많이 버는 것에 만족하며 살 수도 있었다. 하지만 아버지의 마음속에는 언제나 낮은 곳에 있는 사람들이 가시처럼 박혀 그렇게 아플 수가 없었단다. 그래서 경주 장애인협회에도 도움을 주셨고, 지금도 여러 곳에 좋은 일을 하고 있는지 모르겠다.

《삼국지연의》를 보면 늘 의문이 들곤 했다.《삼국지연의》에서 제갈공명은 가장 지혜가 높은 인물이다. 등장하는 인물 중 가장 재주가 뛰어난 인물이지만 왜 주인공은 제갈공명이 아니고 유비인가. 곰곰이 생각해 보면 그것은 바로 유비가 가진 덕(德) 때문일 것이다. 덕(德)이 없는 자는 세상도, 사람도 가질 수 없다. 그 재주가 아무리 뛰어나다 하더라도 말이다. 아버지는 젊은 나이에 이미 이런 뜻을 아셨는지도 모르겠다.

지금도 여전히 사람들 속에서 사람들을 바라보고 사시는 아버지. 그 덕이 높아 나는 아마도 평생 따라가지 못할지도 모른다. 하지만 자꾸 닿으려 노력하면 언젠가는 닿을 수 있으리라 나는 믿는다. 사람을 향해 진료의 손을 뻗는 아버지는 언제나 나의 화타이며, 나의 유비이다.

11. 대추밭 백한의원 5대손

내 기억의 세포들은 추억을 더듬는 순간, 약속이나 한 듯이 한 장소로 나를 데려간다. 그곳, 바로 한약 냄새 가득한 '대추밭 백한의원'이다. 내가 한의원을 떠올릴 때면 언제나 기억은 거기서 시작된다.

아주 오래전, 친구들과 천마총에 놀러 갔다가 집으로 돌아가는 어린 내가 있다. 멀리 팔우정 로터리(그때 당시는 로터리였다)에 '대추밭 백한의원' 파란 간판이 보이면 나는 나도 모르게 미소를 짓는다. 그러고는 뛴다. 어쩌나 가벼운지 구름 위를 뛰는 듯하다. 어느새 한의원 건너편, 황오리 고분군(古墳群) 앞에 이르면 마치 황오리 고분들이 그랬듯, 4세기부터 그 자리에 같이 있었던 것처럼 한의원이 누워 있다는 생각이 든다. 2층 건물이 길게 늘어서 있어서일까. 누워서 오랫동안 그 자리를 지키고 있던 고분 같다는 느낌이다.

나는 마치 능으로 들어가듯 조심스럽게 한의원 문을 열고 들어선다. 그러면 제일 먼저 조그맣고 오래된 툇마루가 눈에 띈다. 그 아래에는 셀 수도 없는 신발들이 가득하다. 신발들은 종류와 크기도 다양해 어린 나에게는 늘 좋은 구경거리였다.

어린 나는 툇마루를 올라 삐걱거리는 유리 나무문을 열려다 말고 유리 너머로 보이는 아버지의 모습을 지켜본다. 아버지가 한 아주머니의 손을 잡고 진맥을 한다. 그리고 무슨 말을 했는지 살짝 미소 짓는 아버지. 들리지는 않지만 따뜻하게 오가는 말들을 본다. 나는 TV 드라마를 보듯 재밌게 그 장면을 보고 있다.

그러다 약장 앞에서 약을 짓던 삼촌이 나에게 들어오라며 손짓한다. 내가 쑥스러워하며 한의원으로 들어서면 안에 있던 사람들이 나를 신기하게 쳐다본다. 아버지는 말한다. 내 큰아들이니더. 그러면 사람들은 모두 약속이라도 한 것처럼 '아'하며 고개를 끄덕인다. 그리고 나는 느낀다. 사람들의 시선이 어린아이를 보는 시선이 아니라는 것을. 그것은 대추밭 백한의원의 5대손을 보는 시선이다. 나는 이미 그곳의 다섯 번째 주인이었다.

약탕실은 나의 은신처였다. 엄마에게 혼나거나 누나와 싸웠을 때 나는 자주 2층 약탕실로 숨어버렸다. 그러면 엄마는 알면서도 나를 가만히 그곳에 두었다. 나는 그곳이 따뜻해서 좋았다. 약탕기에서 뿜어져 나오는 뿌연 연기 속에 내내 숨어 있고 싶었다. 그러다 몇 번 가벼운 화상을 당하기도 했는데, 그런데도 엄마와 약탕실 아저씨는 나를 그곳에 머물게 했다. 5대손에게 하는 말 없는 가르침이었을 것이다.

또한 그곳의 수많은 약재는 나의 장난감이었다. 약장 서랍을 열어 약재 이름을 보지도 않고 척척 약을 담아내는 삼촌들이 부러웠을까. 나는 마음대로 약장 서랍을 열어 약재를 가지고 놀곤 했다. 나는 이것을 '약방 놀이'라고 했는데 '약방 놀이'를 할 때면 약재를 온통 뒤섞어 놓아 삼촌들에게 혼나는 게 일이었다. 하지만 아버지는 더 혼내도록 가만두셨던 것 같다. 그것 역시 약재를 다룰 때의 신중함을 어린 아들에게 일깨워 주고자 했던 것이었다.

진료실 문을 열고 들어가면 작은 방이 나왔다. 그곳은 녹용과 같은 귀한 약재를 두는 곳이었다. 그곳에는 오래된 약재 작두가 놓여 있었는데 삼촌들이 당귀를 쓱싹쓱싹 쓸고 가면 집안은 온통 당귀 냄새로 가득했다. 나는 그것이 그렇게 재미있어 보여서 몰래 비싼 약재들을 엉망으로 썰어 놓고는 모른 척하곤 했다. 그런 날은 아버지가 그 방을 들어가기라도 하면 들킬까 싶어 가슴이 얼마나 콩닥거렸는지 모른다. 하지만 아버지는 어떤 꾸지람 없이 나에게 약재의 소중함을 가르쳐 주셨다.

나의 유년 시절 모든 것은 한의원에서 시작되었고 한의원에서 끝이 났다. 그리고 그곳은 이제 나의 현재, 그리고 미래를 만들어가는 장소다. 그곳 '대추밭 백한의원' 곳곳에 숨어 있는 가르침과 이야기들을 나는 안다. 이제 나는 또 어떤 가르침과 이야기를 그곳에 남기게 될까. 한편으로는 두렵고 한편으로 기대가 된다.

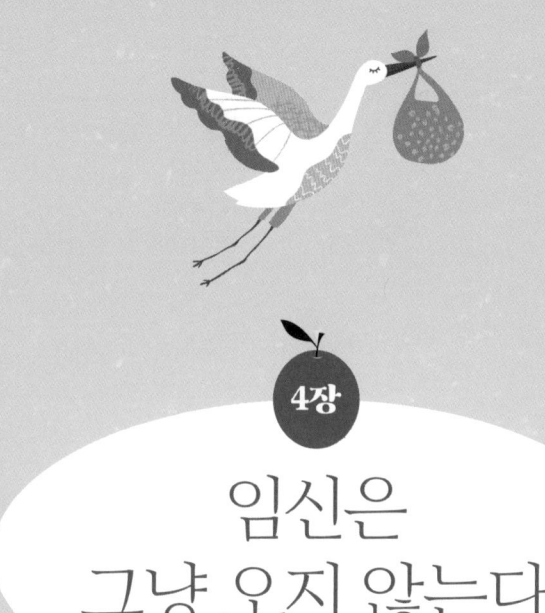

4장

임신은
그냥 오지 않는다

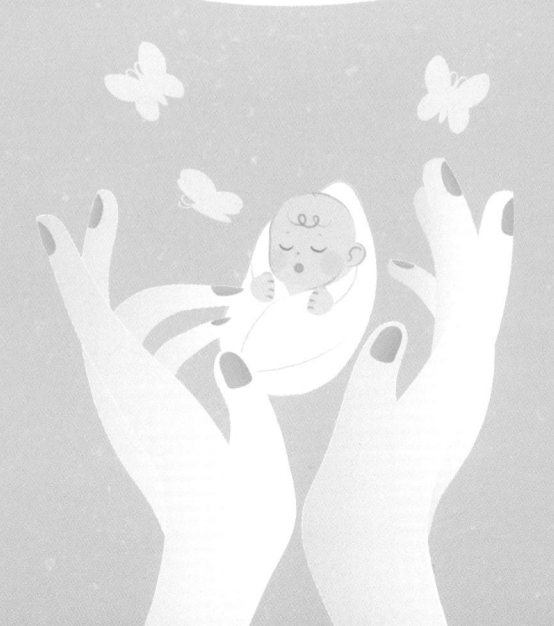

4장 임신은 그냥 오지 않는다

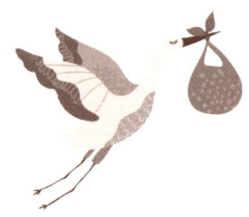

1. 임신 준비는 왜 해야 할까?

펌프질을 할 때 물을 끌어 올리기 위해 붓는 물을 마중물이라고 한다. 새로운 생명을 맞이하기 위해 약 90일 이전부터 행해지는 임신 전 준비 과정은 이 마중물을 붓는 과정과 같다.

누구에게는 기대하지 않는 상황에서 준비 없이 아기가 찾아오기도 하고, 누구에게는 아무리 기다려도 오지 않는 손님이기도 하다. 준비 없이 갑자기 찾아온 아기를 맞이하는 부모 마음이 모두 기쁘기만 한 것은 아니다. 어떤 부모는 불안한 기억을 더듬으며 자꾸 뒤를 돌아본다. '그때 내가 감기약을 먹었던가?' '그때 내가 과음을 했었는데 괜찮을까?' '그때 내가 스트레스를 많이 받던 때인데 우리 아기에게 안 좋은 영향을 끼치지는 않았을까?' 하는 걱정에 잠을 이루지 못하는 이도 많다. 나도 모르게 했던 행동들이 후회로 밀려오는 것이다.

임신 전 준비 과정은 몸과 마음의 안정적인 임신을 도울 뿐만 아니라 건강한 산후 관리까지 가능하게 한다. 임신은 그냥 오지 않는다. 기다리고 준비하는 과정에서 찾아오는 선물인 것이다. 그 과정이 바로 마중물을 붓는 과정이다. 펌프에 마중물을 부으면 깨끗한 물이 콸콸 쏟아지듯 준비를 잘하면 임신이 보다 쉽게 되기도 하고, 임신 기간에 안정적인 상태를 유지할 수 있다.

한의학에는 '선천지정'이라는 말이 있다. 부모로부터 물려받는 정(精), 즉 타고난 생명 에너지를 선천지정이라 하고, 후천적으로 얻게 되는 에너지를 후천지정이라고 한다. 선천지정은 신장에 저장되고, 후천지정은 위장에 저장되어 음식물을 통해 생성된다고 본다. 임신은 엄마와 아빠의 선천지정이 만나 새로운 생명이 태어나는 과정이다. 그래서 임신 전 관리가 중요하다고 하는 것이다. 이런 임신 전 관리가 바로 임신을 더 쉽게, 건강하게 할 수 있도록 하는 마중물의 역할을 한다.

난임이 걱정되거나 난임을 겪고 있는 분들에게 산전 마중물 과정은 임신할 수 있는 몸이 되기 위해 스스로 준비하는 기간이라고 말해 주고 싶다. 누군가는 그 기간이 길 수도 있고, 누군가는 그 기간이 짧을 수도 있다. 왜 나의 준비 과정은 이렇게 어렵고 길게만 느껴지는지, 외롭고 힘들 수도 있다. 하지만 그것은 사람마다 다른 것이지 '나'만 힘든 게 아니다. 오랜 준비 기간을 통해 찾아오는 아기는 얼마나 단단한 아이일지 상상해 보라. 그러니 기쁜 마음으로 그 과정을 지나오기 바란다.

건강은 대물림이다

〈순간포착, 세상에 이런 일이〉라는 프로그램을 보면 신기한 사람들이 많이 나온다. 예를 들면 40년 넘게 삼시 세끼를 라면만 드신 할아버지가 계셨다. 젊은 시절 장 질환으로 어떤 음식을 먹어도 토했는데, 어느 날 우연히 먹은 라면으로 속이 뻥 뚫리는 느낌을 받고 삶에 희망이 생겼다고 했다. 그 이후 40년 넘게 삼시 세끼를 라면만 드셨다니 세상 사람들은 할아버지의 건강이 걱정될 수밖에 없는데 병원에서는 별다른 이상이 없다는 진단을 받았다고 한다.

이렇듯 건강을 잘 챙기지 않고 운동도 잘 하지 않는데 병 없이 장수하는 사람들이 있고, 그에 반해 건강한 식습관과 꾸준히 운동하는 습관을 지녔는데도 병에 잘 걸리는 사람들도 있다. 이것은 어떻게 설명할 수 있을까.

이럴 때 의사들은 가족력을 보게 된다. 환자의 가족 건강 역사에서 어떤 병력이 있었는지를 보는 것인데, 이를 건강 대물림이라고 부른다. 가족이 가진 다양한 정보를 통해 그 사람의 유전적 또는 체질적 질환 유무를 알 수 있는 것이다.

국제 암학회지에 따르면 부모가 암일 경우 자녀가 암에 걸릴 확률은 그렇지 않은 경우에 비해 2~5배 정도 높고, 형제자매가 암일 경우 같은 암에 걸릴 확률은 2~9배까지 높아진다고 한다. 암뿐만 아니라 심혈관질환, 당뇨병, 치매, 고혈압 하물며 가족 중 조울증 환자가 있으면 자신도 정신질환을 겪을 가능성이 매우 크다는 연구 결과도 있다.

건강한 유전자를 가진 사람이 아이에게도 건강한 유전자를 물려줄 수 있는 것이다. 하지만 이미 건강한 유전자를 받지 못했다고 해도 너무 걱정할 필요는 없다. 2011년 미국 스탠퍼드 연구팀은 임신 전 식습관이 태아의 질병 여부를 결정한다는 연구 결과를 발표했다. 여성이 임신 전에 지방이 적거나 식이섬유질이 많은 음식을 섭취하면 태아의 선천성 신경과 두뇌, 척수 질병이나 선천적 구순구개열의 발병 가능성을 낮출 수 있다는 연구 결과를 내놓았다. 이는 1997년 10월부터 2005년까지, 미국 선천성 기형 연구에 참가 중인 여성 1만여 명을 대상으로 분석한 결과였다.

여성은 임신 전, 최소 3개월 정도 관리를 한다면 충분히 아이에게 좋은 건강을 대물림할 수 있다. 벨기에 하셀트 대학 환경과학 연구소의 연구 결과에 따르면 임신 전 BMI(체질량지수)가 높을수록 태아의 세포 수명을 나타내는 텔로미어(구두끈의 끈이 풀어지지 않도록 끝에 본드로 싸놓은 것처럼 세포의 염색체 밑단부가 풀어지지 않게 보호하는 부분)의 길이가 짧아졌다고 한다.

BMI는 임신 전 몸무게를 키의 제곱으로 나눈 수치인데, 18.5~24.9는 정상, 25~29.9는 과체중, 30~34.9는 비만, 35~39.9는 고도비만, 40 이상은 초고도비만으로 분류된다. 이 수치가 1포인트 올라갈수록 아이의 수명은 성인 기준으로 1.1~1.6년이 짧아지는 것으로 나타났다. 이 연구 결과를 역으로 이용하면 임신 전 관리를 통해 충분히 아이에게 건강한 유전자를 물려줄 수 있다는 것이 된다.

산전 마중물 관리는 여성에게만 해당하는 것은 아니다. 남성도 준비를 해야 한다. 남성의 정자 수는 1억 5천 개에서 4억 1만 개 정도지만, 난자가 있는 곳까지 도달하는 것은 1백만 개 정도밖에 되지 않는다. 정자 생성 기간은 약 12주에서 13주 정도, 약 3개월의 시간이 걸린다. 그 3개월의 시간 동안 건강하고 좋은 정자를 만들기 위해 남성 역시 노력해야 한다.

여성과 마찬가지로 양질의 단백질과 식이섬유가 많은 음식으로 식단관리도 하고 꾸준한 운동 역시 필수다. 당연히 술, 담배는 끊는 것이 좋다. 질 좋은 정자는 건강한 수정란을 만들고 이는 곧 건강한 아이로 이어진다는 사실을 잊지 말아야 한다.

나의 세포 하나하나로 만들어진 정자와 난자로 우리 아이가 태어난다는 생각을 잊지 말아야 한다. 그래서 산전 마중물은 꼭 필요한 과정이다.

임신은 열 달이 아니라 스무 달이다

우리는 임신을 10개월의 여정이라고 한다. 하지만 나는 그 말은 틀렸다고 생각한다. 임신은 열 달이 아니라 스무 달의 여정이다. 왜냐면 지금 우리가 말하고 있는 산전 마중물 기간과 함께 산후 회복기 기간을 합치면 적어도 스무 달은 되어야 한다고 생각하기 때문이다.

출산 후 산모의 몸이 출산 전으로 회복될 때까지 6주에서 12주까지를 산욕기라 부른다. 임신으로 인한 신체적, 생리적 변화는 6주가 되면 회복된다고 하지만 정신적인 회복은 수개월이 걸릴 수도 있다.

하지만 산전 마중물 관리를 잘한 산모는 산후 회복도 쉬워진다. 임신은 여성의 몸을 완전히 다르게 만든다. 자궁은 커지고 몸은 약해지고 피부에도 가려움증이 생긴다. 또 가슴이 급격하게 팽창하고 피로감이 밀려오며 호르몬 수치의 변화로 감정 변화도 심해진다. 이런 몸의 변화는 출산 후 3개월이 지나야 다시 제자리로 돌아온다. 이러한 산후 변화를 산전 관리와 산후 관리를 통해 좀 더 빠르고 건강하게 제자리로 돌아오게 할 수 있다.

일반인들이 하는 오해가 있다. 산후조리원에 가면 몸과 마음이 회복되어 육아까지 가능할 거로 생각하지만, 산후조리원에 들어가는 순간 그것이 꿈이었음을 알게 된다. 수유와 육아를 조리원에서 도와주기는 하지만 그것은 온전히 산모의 몫이다. 수유가 잘 되는 산모나 그렇지 않은 산모나 밤잠을 이루지 못하고 매달릴 수밖에 없다. 거기다 자신의 몸까지 관리해야 하니 생각보다 몸과 마음을 회복할 시간은 부족하다고 볼 수 있다.

보통 산후 관리는 중요하게 생각하면서 산전 관리는 그렇게 중요하게 여기지 않는다. 그러나 임신 전 관리를 잘했다면 산후 회복은 그만큼 쉬워질 수 있다. 특히 산전 관리를 잘해서 임신 중독증이나 임신 합병증, 임신성 당뇨와 같은 병을 예방했다면 산후 회복은 더 빠를 수밖에 없다. 즉 산후에 임신 전 몸 상태로 회복하는 데 걸리는 시간은 산전에 내가 어떤 몸 상태였는지, 어떻게 관리했는지에 따라 달라진다.

2. 임신 준비는 어떻게 해야 할까?

자궁을 먼저 관리하자

자궁은 우리 신체의 시작점이며, 생명의 출발점이다.

일본의 한 자궁 연구가는 "여성은 자궁을 통해서 우주와 연결되어 있으며, 아기는 엄마의 감정만이 아닌 엄마의 엄마 그리고 그 엄마와 같이 선조의 감정이 겹겹이 외벽처럼 둘러싸인 자궁 안에서 그 영향을 받으며 자란다"고 말했다.

아이의 건강은 자궁에서 시작한다. 옛 책에는 스승이 10년을 잘 가르친 것이 어머니 배 속에서의 열 달만 같지 못하다고 했다. 그만큼 태아가 잉태된 후 자궁 속에서의 영향이 크다는 이야기일 것이다. 그러면 자궁은 어떻게 관리해야 할까.

일단 자궁은 따뜻한 상태를 유지해야 한다. 자궁이 따뜻해지면 생리 주기가 안정되는데 이는 난소에 충분한 혈액을 순환시켜 생리 주기를 안정되게 하는 역할을 한다. 생리가 불규칙하고 생리 트러블이 있다고 해서 모두 난임이 되는 것은 아니지만 생리 트러블이 없는 건강한 자궁이 훨씬 임신이 잘 되는 환경인 것은 틀림없다.

생리통이 심하거나 냉이 지나치게 많다면 우선 뜸을 뜨거나 핫팩을 이용해 아랫배를 따뜻하게 유지하는 것이 좋다. 그리고 필라테스나 요가 같은 고관절을 풀어 주는 운동을 통해서도 골반 내 혈액 순환을 도와주면 이 역시 자궁을 따뜻하게 하는 방법이다. 그래도 변화가 없다면 진통제나 수술, 호르몬 사용보다는 자궁을 보하는 한약을 먹는 것도 좋은 방법이다.

자궁에 좋은 첫 번째 환경이 따뜻한 자궁이라면 두 번째는 스트레스 없는 자궁이다. 온화하고 안정된 기분을 느끼면 우리 몸은 옥시토신을 내보낸다. 옥시토신은 출산 시에 자궁을 수축시키고 모유를 분비하는 호르몬으로 알려져 있다. 옥시토신은 편안한 상태 혹은 접촉을 통해 분비되는데 사랑하는 사람과 포옹할 때나 기분 좋은 친구들과 함께 있을 때가 대표적이다. 반대로 긴장하거나 스트레스가 있으면 나오지 않는다. 편안하고 안정된 마음 상태가 되면 자궁 역시 즐거워지면서 행복한 상태가 된다고 할 수 있겠다.

나와 남편의 몸을 기록하자

임신을 계획하고 있는 부부라면 적어도 임신 6개월 전에는 검사를 받아 보는 것이 좋다. 임신 후에 산전 검사를 받기도 하지만 임신 전에 하는 것이 여러모로 좋다.

산전 검사는 각 보건소에서 무료로 받을 수 있는 검사가 있고 보건소에서 받지 못하는 항목들은 필요에 따라 산부인과에서 받으면 된다. 임신 후 산전 검사는 보건소에서 무료이지만 임신 전에는 유료임을 알아두자.

임신 계획 6개월 전, B형간염과 A형간염 그리고 풍진에 대해 항체가 있는지 피검사를 통해 확인한다. 만약 항체가 없다면 주사를 맞는다. 그러나 항체가 바로 생기지 않기 때문에 임신 전 6개월이 좋다는 것이다.

그리고 풍진은 임신 12주 이내에 감염되면 태아 기형을 유발할 수 있으므로 임신 전에 백신을 접종하는 것이 좋다. 3개월이 지나야 항체가 생기기 때문에 풍진 예방 접종 후 3개월 뒤에 임신하는 것이 좋다.

그리고 이는 남편에게도 해당하는 검사임을 잊지 말아야 한다. 간염은 부부 관계를 통해서도 전염될 수 있으므로 남편 역시 항체 검사를 받아야 하고, 만약 항체가 없다면 예방 접종을 하는 것이 좋다. 물론 이때 백신을 접종하고 1~2개월은 임신을 피하도록 한다.

그 외에도 초음파 검사를 통해 자궁이나 난소의 혹 등을 확인하여 임신에 방해되는 요소가 있는지 알아보는 것도 중요하다. 빈혈 검사, 세균, 바이러스 검사, 간 기능 검사 등을 미리 점검하여 내 몸의 문제가 무엇이고, 어떻게 바꿔야 하는지 미리 알아보는 것은 아주 중요한 과정이다.

나와 남편이 평상시 먹고 있는 약이 무엇인지 기록하는 것도 좋다. 특정 질환으로 처방받아 먹는 약이 있다면 임신 여부와 관련해 전문의에게 상담하는 것이 좋다. 혹시라도 약 복용 사실을 놓치더라도 너무 걱정하지 말고 약의 종류와 사용 기간 등을 기록해 뒀다가 대처하면 된다.

내 몸에 대한 기록 중에 가장 기본적인 것이 나의 배란일을 아는 것이다. 배란일은 자신의 생리 주기를 정확하게 알아야 파악할 수 있다. 생리 주기란 생리를 시작한 날부터 다음 달 생리 시작하는 날 전까지의 기간을 말한다. 28일을 생리 주기라고 하면 배란일은 생리 시작일 14일 후가 된다. 생리 주기가 짧거나 길면 배란일은 달라질 수 있다.

그래서 요즘은 생리 주기를 기록할 수 있는 스마트폰 앱을 많이 사용한다. 앱에 자신의 생리 시작일과 종료일을 기입하면 저절로 자신의 배란일을 알려 주니 아주 편리하다. 하지만 더 정확한 것은 배란 예측 키트를 사용하는 것이다. 배란 키트는 90%의 정확성을 보이는데 임신 키트기와 같은 원리로 소변에 함유된 호르몬의 농도에 반응하는 기구다. 배란 키트에 양성 반응이 나오면 그로부터 약 3일 사이에 부부 관계를 하면 임신 확률은 높아진다. 그 외에도 기초체온 측정, 질 초음파, 배란통, 배란 점액 등을 통해서도 알 수 있다.

내 몸과 나의 가임기를 알아야 난임이라는 사실을 알아도 대처할 수 있다. 내 몸에 맞는 가장 적절한 난임의 원인을 찾을 수 있고 최대한 최적의 몸 상태를 만들어 더 빠르고 안전한 임신을 할 수 있도록 준비하자.

체중을 관리하자

임신 전 준비는 내 몸을 임신할 수 있는 상태로 만드는 것이다. 그리고 태어날 아기를 위해 더 좋은 환경을 만드는 것이다. 하지만 사람마다 환경이 다르고 타고난 건강 상태가 다르므로 '나는 왜 건강하지 못해서 아이에게 건강한 환경을 제공하지 못하나' 자책할 필요는 없다. 내 상황에 맞게 거기서 출발하여 최선을 다하면 된다.

그중에서도 생활에서 빠르게 실천할 수 있는 것이 체중 관리다. 비만한 여성은 지방세포 때문에 비만하지 않은 경우보다 임신이 조금 더 어렵다. 몸에 축적된 지방세포는 여성호르몬인 에스트로겐을 만드는데, 에스트로겐이 너무 많으면 생리가 불규칙해지고 배란 장애가 생기기 쉽기 때문이다. 배란 장애를 유발하는 다낭성난소증후군을 앓는 여성의 50%가 비만이라는 연구 결과에서도 알 수 있다. 하지만 체중조절만으로도 다낭성난소증후군이 좋아진다는 결과가 나와 있으니 적극적인 체중 조절을 한다면 좋은 결과가 있을 것이다.

비만한 남성은 여성보다 더 많은 노력을 해야 한다. 비만한 남성은 호르몬 불균형으로 남성호르몬인 테스토스테론 분비가 감소하는 성선기능저하증이 나타날 가능성이 높다. 또한 대퇴, 하복부 등의 지방 증가로 그 부분의 온도가 높아져 열에 약한 정자의 생성을 방해하게 될 뿐만 아니라, 성욕 감퇴, 발기부전 등 성 기능 이상일 확률이 높아지기 때문이다.

나와 남편의 과체중은 난임 위험을 높일 뿐 아니라 임신이 되더라도 아이의 건강에 영향을 줄 수 있으므로 체중을 관리하는 것은 아주 기본적이면서 중요한 문제다.

스스로 질문해 보자

임신은 인생에서 매우 특별한 경험이면서 중요한 결정이다. 나와 남편의 유전자를 가진 또 다른 생명을 탄생시키는 일이기 때문이다. 그래서 임신 전 마중물 과정에서 부부가 자신을 돌아보는 시간을 갖는 것도 중요한 일이라고 생각한다. 지금까지 나의 생활은 어떠했는가 돌아보면서 잘못된 것은 고치고 잘한 것은 박수를 보내며 더 나은 나를 만들어가자는 것이다. 스스로에게 이런 질문을 해 보자.

음주와 흡연을 하는가?

카페인중독에 빠진 건 아닌가?

수면의 질은 좋은가?

건강한 식습관을 가지고 있는가?

꾸준한 운동을 하는가?

스트레스를 풀고 있는가?

나만의 힐링 시간을 보내는가?

지속해서 만나는 친구가 있는가?

산책을 자주 하는가?

물을 많이 마시는가?

내 일에 만족하는가?

이 외에도 "내 아이와 함께 행복한 엄마, 아빠가 될 수 있는가?"라는 질문을 던져 보라고 말하고 싶다. 어떤 설명과 과학적 근거들보다 강하게 와닿는 질문일 테니까 말이다.

내 아이와 함께 행복하고 건강한 엄마, 아빠가 되기 위한 준비. 행복한 임신 전 마중물 관리가 시작되길 바란다.

3. 한의학에서 말하는 태교

태교는 임신 중 자궁 내 태아를 교육한다는 뜻이다. 우리나라는 전통적으로 태아의 몸, 마음, 감정, 언어 등에 엄마의 영향이 끼친다고 보았고, 이는 태아를 하나의 인격체로 인정했다는 의미이다. 다른 나라는 아기가 세상에 나오면 0세부터 시작하지만 우리나라는 태아가 배 속에서 보낸 시간을 인정해 아이가 태어나면 한 살이 된다. 그래서 임신 중 보고 듣고 생각하고 먹는 것이 모두 태아의 몸과 인격 형성에 영향을 준다고 생각했다.

우리나라 대표적인 태교 문헌은 조선 시대 태교서인 사주당 이씨의 《태교신기》, 정몽주의 어머니가 쓴 《태중훈문》, 조선 성종의 어머니 소혜왕후의 《내훈》 등이다. 그중에서도 고려말 정몽주의 어머니 이씨가 남긴 《태중훈문》에는 "선현들의 지나간 행적을 더듬고 그에 관한 책을 읽으며 나도 그와 같은 위인을 낳았으면 좋겠다는 마음으로 보통 인간이 행하기 힘들 정도로 성인군자답게 행동을 해야 한다"
는 내용이 기록되어 있다.

말 그대로 엄마가 먹는 음식, 복용하는 약물, 앓고 있는 병, 느끼는
감정, 그리고 아빠의 감정까지도 몸속 태아에게 영향을 준다는 사실
을 조상들도 다 인식하고 있었음을 알 수 있다.

《동의보감》 내경편 태잉지시(胎孕之始)에도 역시 태교에 대한 내
용이 나온다.

"천지의 정기가 만물의 형태를 만드는데 아버지의 정기는 혼(魂)이
되고 어머니의 정기는 백(魄)이 된다."

즉 세상의 정기가 만물의 형태를 만드는데 아버지의 기는 영혼, 정
신이 되고 어머니의 기는 몸, 형체가 된다는 말이다.

그뿐 아니라 《동의보감》 잡병편 부인과에는 임신과 해산 등에 대
한 내용이 잘 나와 있다. 특히 재미있는 것은 열 달 동안의 태아의 변
화를 묘사하고 있는 부분이다. 그 내용을 보면 다음과 같다.

임신 1개월 :

임신 첫 달은 자그마한 구슬 같은 것이 생기는데 이는 9일 동안 음
과 양이 화합하여 검고 누른 것이 싸여서 마치 석영에 실을 감은 것
과 같이 된다. 그것은 태반이 되는데 처음에는 엷으나 차차 두꺼워져
두 겹의 막이 생긴다. 그렇게 27일 즉 한 달이 되면 한 개의 이슬방울

처럼 된다. 이를 배(杯)라 부른다. 첫 달에는 월경이 없어지고 아프지도 않으며 음식 먹는 것이 평소와 조금 다를 뿐이다.

임신 2개월 :

또 27일이 지나면 임신 2개월이 된다. 이때는 이슬방울 같은 것이 붉은빛으로 변하여 마치 복숭아 꽃술과 같이 변한다. 만일 신 것을 먹고 싶어 하거나 구역질이 나면 임신을 확신할 수 있다. 이때 신 것이 당기면 간이 태아에게 영양을 주어 허해졌기 때문이다.

임신 3개월 :

남녀의 구별이 생기기 시작한다. 조금씩 형상이 생기고 코와 생식기가 구별되며 몸체를 완전히 갖추게 된다. 이를 태(胎)라고 한다. 이때는 유산되기 쉬운 시기이므로 항상 조심해야 한다.

임신 4개월 :

남녀의 구별이 확실해지고 혈맥이 생기며 잘 갖추어진 육부(담, 위, 대장, 소장, 방광, 삼초)가 생기는 시기이다.

임신 5개월 :

태아의 뼈와 팔다리가 생기기 시작하며 털이 나오기 시작한다. 이 시기가 되면 태아는 낮에는 잠에서 깨고 밤이 되면 눈을 감고 잔다고 한다. 따라서 엄마가 제멋대로 움직여 자궁 안이 밝았다 어두웠다 하면 태아는 태내에서 규칙적인 리듬을 찾지 못해 성장이 저하되고 정서에도 문제를 일으킨다고 한다.

임신 6개월 :

태아에게 힘줄, 입, 눈, 모발 등이 생긴다.

임신 7개월 :

태아에게 뼈와 피부가 완성되고, 정(精)이 생기고 왼손을 움직인다. 이때는 매운맛이 당기기도 하고 슬프고 근심이 많아 우울해지기도 한다. 또한 피부도 거칠어지고 코와 입이 마르고 갈증이 나므로 물을 수시로 마시는 것이 좋다. 엄마의 감정 상태가 그대로 태아에게 전달된다고 기록되어 있으며 늘 조심하여 태아의 정서를 불안하게 만들지 않아야 한다.

임신 8개월 :

태아의 몸체와 골격이 점점 자라며 몸에 난 아홉 구멍(눈, 코, 귀, 입, 항문, 요도)이 다 생긴다. 그리고 오른손을 움직인다.

임신 9개월 :

태아에게 피부, 털, 모든 뼈가 완전해진다. 또한 몸이 세 번 돌아간다.

임신 10개월 :

태아는 모든 기를 충분히 받아 오장육부가 다 통하고 모든 것이 갖추어진다.

400여 년 전에 집필된《동의보감》에 이런 내용이 담긴 것을 보면 놀라울 수밖에 없다. 지금은 초음파를 통해 태아가 자라는 모습을 볼 수 있다지만 과거에는 그럴 수 없었는데도 어떻게 태아 발달과정을 서술할 수 있었는지 참으로 놀랍다.

그리고《동의보감》에 기록된 태교법을 보면 다음과 같다.

① 옷을 너무 덥게 입지 말 것

② 음식을 배불리 먹지 말 것

③ 술을 많이 마시지 말 것

④ 달인 약을 함부로 먹지 말 것

⑤ 무거운 것을 들지 말 것

⑥ 높거나 험한 곳에 가지 말 것

⑦ 힘든 일을 지나치게 하지 말 것

⑧ 잠을 지나치게 자거나 누워 있지 말 것

⑨ 몹시 놀라지 말 것

⑩ 몸 풀 달에 머리를 감지 말 것

오늘날과는 조금 동떨어진 예도 있지만, 예나 지금이나 항상 조심해야 한다는 맥락은 비슷한 것 같다. 임산부의 몸 상태와 마음 상태가 그대로 태아에게 전달된다는 것을 잘 알고 느낀다면 그것이 바로 태교가 아닐까 싶다.

4. 아버지의 태교법

조선 시대 사주당 이씨의 태교서인 《태교신기》를 보면 아버지의 태교를 중요하게 여겼음을 알 수 있다. "잉태 시 부친의 청결한 마음가짐은 모친의 열 달 못지않게 중요하다. 헛된 욕망이나 요망하고 간악한 기운이 몸에 붙지 않게 하는 것이 자식을 가진 부친의 도리이다. 고로 아이가 똑똑하지 못한 것은 부친의 탓이다"라고 기록되어 있다.

우리는 일반적으로 산모의 태교만 중요시해왔다. 하지만 아이는 엄마와 아빠 둘의 책임이라는 사실을 알고 있다. 《태교신기》는 "자식의 기혈이 막혀서 지각이 순수하지 못함은 아버지의 허물이다"라고 했다. 태교에 있어 산모만큼이나 태아에게 아버지의 영향이 크다는 사실을 잘 말해 준다.

그러면 아버지의 태교는 어떠해야 할까.

산모와 공감하기

임신 중 산모는 엄청난 스트레스를 받게 된다. 몸의 변화와 함께 호르몬의 변화도 찾아와 정신적으로 매우 힘든 상태가 된다. 임신 중 산모의 스트레스는 아이에게 영향을 미치는데, 서울 의대 약리학 교실에서 연구한 결과를 보면 다음과 같다.

수태한 쥐 네 마리는 밀폐된 공간에 쥐들이 싫어하는 낮은 온도의 환경에 두었고, 수태한 다른 쥐 네 마리는 자유로운 공간에 쥐들이 좋아하는 온도의 환경에 두었다. 그 결과 스트레스를 받은 쥐는 해산 시간이 3배나 걸렸고, 아홉 마리 새끼 중 다섯 마리를 사산하는 결과가 나왔다.

예전에는 할아버지, 할머니 등 대가 모여 살다 보니 임산부의 스트레스가 분산될 수 있었고 가족 구성원들이 각자의 방식으로 태교에 참여할 수 있었기 때문에 아이에게 다양한 자극을 줄 수 있었다. 하지만 현재는 가족 구성이 단순해져 임산부 곁에 남편밖에 없는 상황이 대부분이다. 당연히 아이의 아버지이자 임산부의 남편은 함께 태교하고 육아를 해야 한다.

《태교신기》에는 임산부가 화를 내면 아이의 혈(血)이 병들게 되고 임산부가 두려워하면 아이의 정신이 병들게 되고, 임산부가 근심하면 아이의 기가 병들게 되며, 임산부가 놀라면 아이에게 간질병이 들게 한다는 내용이 나온다.

산모의 스트레스는 아이에게 큰 영향을 끼친다는 사실이 객관적으로 증명됐다. 그러므로 아버지의 태교는 다름 아닌 산모의 힘든 상황을 이해하고 공감하는 것에서 시작한다고 해도 과언이 아니다.

태아와 대화하기

미국 피츠버그 대학 합동 연구진이 인간의 지능은 유전적인 요소보다는 자궁 내 환경이 더욱 중요하다는 연구 논문을 발표했다. 물론 유전자가 IQ를 형성함에 있어서 48%의 역할을 하지만 그 외 지수는 자궁 내 환경이 주요한 영향을 끼친다는 것이다. 자궁 내 환경이란 구체적으로 충분한 영양 공급과 편안한 마음, 그리고 유해물질 차단 등을 이야기할 수 있다. 그중에서도 나는 '태담태교'라 불리는 태아와의 대화가 매우 중요하다고 생각한다.

어르신들도 대화를 통해 치매를 예방하듯이 대화는 지능 형성에 중요한 역할을 한다. 매일 태아와 인사를 나누고, 다정하게 태명을 불러 주고, 동화책을 읽어 주면 아이는 엄마와 함께 행복한 시간을 보낼 것이다. 이와 함께 태아의 정서 형성과 언어 감각 형성뿐만 아니라 창의력 발달에도 영향을 줄 수 있다.

그러면 태담태교는 어떻게 하면 될까?

236

눈앞에 아이가 있다고 생각하고 말하기

아이가 눈앞에 있다고 생각하고 태아와 진짜 대화를 나누듯 이야기해 보자. 이때 나지막하게 또박또박 말하는 것이 중요하다. 물론 배를 쓰다듬어 주면 더 좋을 것이다. 엄마와의 공감도 중요하다. 엄마의 마음이 편해지면 태아의 마음도 편안해지면서 아빠의 목소리가 들리면 엄마가 행복해한다는 사실을 인지하게 된다. 그러면 자연스럽게 아빠의 목소리를 좋아하게 되고 아빠는 나를 행복하게 해 주는 사람이라는 인식을 하게 된다. 배 속에 있는 가상의 인물에게 대화한다고 여긴다면 태아도 이를 감지할 것이다. 그러므로 진심으로 내 눈앞에 아이가 있다고 생각하고 말하는 것이 아주 중요하다.

되도록 빨리 시작하기

사람들은 묻는다. 태담은 언제부터 시작해야 하나요? 내 답은 빠를수록 좋다이다. 임신 3주에 들어서면 태아에게 내이(속귀)가 생긴다. 임신 6주에서 12주쯤 되면 태아의 달팽이관 분화가 완성되며, 임신 20주쯤 되면 태아는 완전한 청력을 가지게 된다.

또한 태아는 500~2,000Hz 음역의 저주파 소리를 가장 잘 듣는다. 그래서 보통 아빠의 저음이 태아에게 가장 잘 들리는데, 이것이 바로 아버지의 태담이 중요하다고 말하는 이유다. 비교적 고음인 엄마의 목소리보다는 비교적 저음인 아빠의 목소리가 태아에게 더 잘, 편안하게 들리는 것이다.

임신 초기부터 태담을 시작하면 아빠도 태아가 클수록 태담이 점점 자연스러워지고, 아이가 완전한 청력을 가질 때쯤이면 태아와 엄마의 안정된 태담에 익숙해져 몸과 마음이 모두 평안해질 것이다.

태명 지어 주기

태담은 어쩌면 태명을 짓는 것에서부터 시작한다고 할 수 있다. 태명이란 태아의 애칭을 말하며 임신 10개월 동안 태아의 이름이 된다. 아이가 튼튼하길 바라면 '튼튼이', 아이가 행복하길 바라면 '행복이' 등 요즘은 태명도 재미있게 짓는 부모들이 많아졌다.

태담을 처음 시작하면 어색하기 짝이 없다. 그래서 초기에 포기하는 아빠들이 많다. 하지만 태명을 지어 부르면 그 어색함이 조금 사라지기도 한다. 태아 역시 반복적으로 부르는 태명이 자신을 부르는 것임을 인지하고 아빠와 끈끈한 연대를 형성할 것이다.

동화책 읽어 주기

태담은 아침 인사를 하는 것에서 시작된다. 그렇게 사소한 일상을 나누는 것부터 시작해서 임신 중후반기에 들어서면 동화책을 읽어 주는 것이 좋다. 태아에겐 기본적인 단어를 반복적으로 말하는 것도 좋지만, 또렷한 목소리로 동화책을 읽어 주면 아이도 귀를 쫑긋 세우고 이야기에 빠져들 것이다. 태아가 이야기를 알아듣고 이해하는 것은 아니지만 '이것은 행복한 감정이구나' '이것은 기쁜 감정이구나' 감지하며 이야기 속에 담긴 감정을 읽어낼 수 있다. 아빠와 함께 교감하며 행복감을 느끼는 것이다.

정기검진 함께하기

임신하게 되면 산모가 받아야 할 검진이 생각보다 많다. 임신 초기에는 혈액 검사, 소변 검사, 빈혈 검사, 초음파 검사, 기형아 검사, 임신성 당뇨 검사 등 생각보다 많은 검사에 당황할 수 있다.

우리는 흔히 임신 기간 중 정기검진을 남편이 함께해 주면 고마운 일이라고 생각한다. 하지만 그것은 고마운 일이 아니라 당연한 일이다. 정기검진은 정기적인 검진이기 이전에 중요한 태교다. 태아의 건강 상태와 산모의 건강 상태를 살피며 태아와 가장 가까이 다가갈 수 있는 날이기 때문이다. 아내의 자궁에 태아가 크고 있지만, 아버지 역시 보이지 않는 끈으로 연결되어 있다는 사실을 잊지 말자.

아버지의 태교는 태아를 위한 것이기도 하지만 가장 핵심은 임산부인 아내를 위한다는 데 있다. 임신이란 남자들은 이해 못 하는 영역이다. 점점 배가 불러오며 몸이 변하고, 정신적으로도 많은 변화가 찾아온다. 하지만 직접 몸으로 느끼지 못하는 남편들에게 그동안 임신은 조금 거리가 있는 이야기처럼 여겨진 것이 사실이다. 임신과 출산, 육아는 혼자서 할 수 없는 일인데도 말이다.

태교란 임산부 혼자가 아닌 남편과 함께 아이에게 좀 더 가까이 다가가는 과정이다. 여러 가지로 제시는 했지만 사실 정답은 없다. 임산부와 태아 그리고 아버지가 서로 안정되게 교감하며 건강한 임신 기간을 보낼 수 있다면 굳이 태교라고 부르지 않아도 그 자체가 태교라고 생각한다.

부모가 되면 모든 것이 새롭고 막막하다. 하지만 진심으로 태교하듯 서로에게 마음을 열고 다정한 목소리로 이야기한다면 조금은 쉽게 그 힘듦을 이겨낼 수 있을 거라고 확신한다.

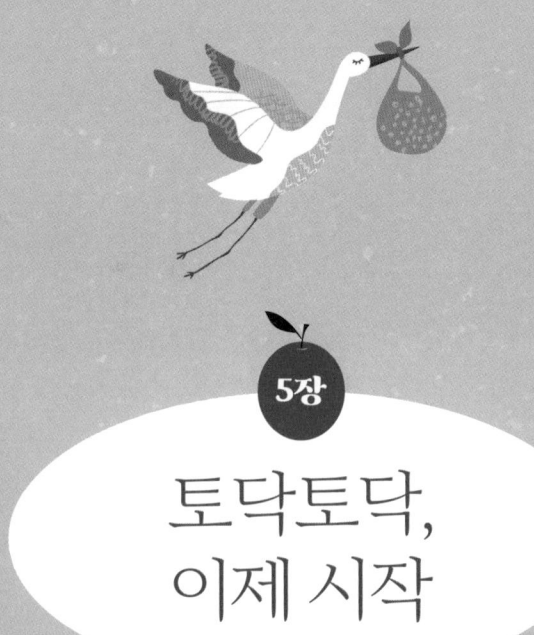

5장

토닥토닥,
이제 시작

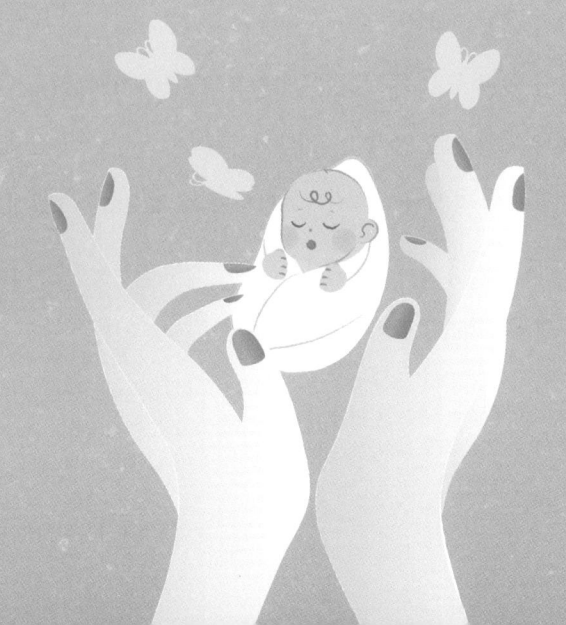

5장 토닥토닥, 이제 시작

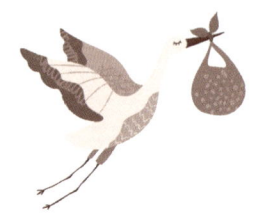

1. 난임, 그까짓 거

아내 : (심각한 표정으로) 자기야.

남편 : (눈치 보며) 왜? 산부인과에서 뭐라고 해? 전화로는 말하기 곤란한 내용이야?

아내 : 그냥 얼굴 보고 얘기하는 게 좋을 것 같아서….

남편 : (진지해진다) 왜? 안 좋은 소식이야?

아내 : 병원에서 자기랑 나랑 난임 검사를 해 보는 게 좋겠대.

남편 : …….

아내 : (애써 웃으며) 우리가 그 정도로 심각한가?

남편 : (다독이며) 아니야, 검사해 보는 것도 나쁘진 않지. 난 콜!

모든 부부에게 난임이라는 건 꺼내기조차 싫은 단어다. '우리가 진짜 난임일까?' '정말 아이를 가질 수 없다면 어떻게 하나?' 수많은 고민을 곱씹게 된다. 누구에게나 난임의 시작은 그렇다. '내가? 아닐 거야. 검사가 잘못된 거 아닐까?' 하고 부정하는 마음부터 고개를 든다.

하지만 한순간 그럴 수도 있겠다 싶으면 덜컥 가슴이 내려앉는다. 신이 나를 버린 것 같고, 영원히 이 고통에서 벗어나지 못할 것 같은 불안감이 엄습해 온다. 그만큼 결혼생활에서 아이라는 존재는 매우 중요하고, 앞으로의 결혼생활에서 큰 버팀목이 될 것이기 때문이다. 그때부터 주위에 보이는 아이들이 귀해 보이고, 아이를 안고 있는 엄마들만 봐도 질투가 날 지경이 된다.

게다가 시댁에서, 혹은 처가에서 가해지는 압박이 세다면 더욱 무겁게 다가올 것이다. 만나는 사람마다 생각 없이 "아이 언제 가질 거야?" "아이 없으면 결혼생활 힘들걸?" 같은 말들을 할 것이다. 남의 속도 모르는 말 앞에서 '누가 안 가지고 싶어서 안 가지는 줄 아나?' 야속한 마음도 수시로 들 것이다.

친구1 : 야, 넌 애 없어서 좋겠다. 여행도 마음껏 다닐 수 있잖아.

아내 : (애써 웃으며) 그거야 그렇지.

친구2 : 또 있다! 주말에 늦잠도 실컷 잘 수 있지 않아?

우린 애들이 주말 아침에도 일어나라고 두들겨 팬다 패.

아내 : 하하하….

말은 그렇게 하지만 아내는 동의할 수 없다. 그것은 못된 위로일 뿐이다. 친구들이 자녀가 북적이는 집으로 돌아갈 때, 자신은 집에 가도 반겨 주는 아이가 없다는 생각에 슬퍼진다.

하지만 이렇게 생각해 보면 어떨까. 난임, 그까짓 거!

난임을 인정하는 순간 난임은 그저 하나의 병일 뿐이다. 감기처럼, 비염처럼, 누구나 흔히 걸릴 수 있는 병으로 인정하는 거다. 물론 난임을 치료하는 과정이 얼마나 힘들고 괴로운지 우리는 알고 있다. 감기처럼 쉽게 나을 수 있다면 누군들 그렇게 생각하지 않겠냐고 할 수도 있다. 하지만 난임은 정말로 감기처럼 어느 순간 쉽게 나을 수 있는 병이다. 평생 비염을 달고 사는 사람도 있지만 좋은 치료를 받아서 비염을 고친 사람도 많듯, 난임 역시 마찬가지다. 누구는 치료에 오랜 시간이 걸릴 수 있지만, 또 누구에게는 생각지도 못한 순간에 임신이 찾아올 수 있다.

현대사회는 점점 결혼이 늦어지고 임신을 늦추는 것이 자연스럽다. 그렇게 생각하면 당연히 난임은 필수로 따라올 수밖에 없는 결과이고, 그런 추세는 앞으로 더 두드러질 것이다. 난임은 현대에 들어 더욱 눈에 띄는 병으로, 불치병이 아니다. 난임, 그까짓 거! 이길 수 있다고 생각하는 순간 이미 치료는 시작된 것과 같다.

2. 그때도 맞았고 지금도 맞다

굳은 얼굴로 병원 문을 나서는 부부.

남편: (다독이며) 뭐 맛있는 거 먹고 갈까?

아내: 아니…. 집에 가고 싶어.

남편: (짐짓 밝게) 왜, 자기가 좋아하는 파스타집에 가서 봉골레 먹고 가자?

아내: (약간 화가 난 얼굴로 남편을 쳐다본다)

남편: 그, 그럼 집으로 갈까?

아내: (진지한 표정) 왜 우리는 일찍 아이를 안 가졌을까? 난임일 거라곤 상상도 못 했어. 그런 건 남의 이야기라고 생각했는데 지금은 눈앞이 깜깜해….

남편: 그땐, 뭐 일도 많았고 바빴잖아. (한숨) 이제 와 지난 거 얘기하면 뭐 해….

아내: 그래도 전엔 자신이 있었는데…. 지금은….

남편: (안쓰럽게 아내를 쳐다본다) 지금은?

아내: (고개를 가로젓는다)

누구에게나 인생은 한 번이다. 우리 모두 이번 생은 처음인데 어찌 앞날을 알 수 있겠는가.

결혼 초기, 조금이라도 젊을 때 임신할 것인가, 조금 미룰 것인가. 모든 부부는 선택의 갈림길에 선다. 아이를 갖기로 했지만 임신이 잘 안 된 부부도 있을 것이고 상황상 임신을 조금 미루기로 한 부부도 있을 것이다.

그에 대해 누구도 잘못된 선택이라고 말할 수는 없다. 그때 그게 옳다고 생각했다면 그것은 옳은 선택이다. 그때는 상황이 그랬고 고심 끝에 부부가 선택한 거라면 지금 조금 상황이 안 좋아졌다고 해도 그것은 옳았던 선택이다.

시어머니 : 그러게 결혼하자마자 애를 가지라니까. 미루더니 결국 이렇게 됐잖니.

아내 : (고개를 떨구며) 죄송해요, 어머니.

남편 : (화난 얼굴로) 그렇게 말씀하지 마세요. 이 사람 잘못도 아니고, 그때 우리 둘이 상의해서 결정한 거잖아요. 그때는 그게 최선이었어요.

부모 뜻을 무릅쓰고 이렇게 말하는 남편이 얼마나 될지는 모르겠다. 하지만 말해야 한다. 아이는 그 누구도 아닌 부부의 문제이며 부부의 결정이다. 부모는 오래 살아온 경험으로 자식들을 가르칠 자격이 있다고 생각하지만, 모두 옳은 생각만은 아니다. 부모의 삶과 자녀의 삶은 다르다. 완전히 다른 시대와 환경에서 살아오지 않았는가. 컴퓨터가 처음 생겨나던 시대의 삶과 5G를 쓰는 시대의 삶은 확연히 다를 수밖에 없다. 그런데 어떻게 다른 이의 삶에 충고할 수 있겠는가. 자기 인생은 자신이 제일 잘 알고 제일 좋은 선택을 할 수 있지 않을까? 그러니 자신의 선택을 후회하지 말고 지금 최선을 다하자. 직진할 수 있다면 좋겠지만 조금 휘어져 가도 나쁠 거 없다. 조금 쉬어 가는 것도 좋다. 그때의 선택을 후회로 돌아보지 말고 지금 그냥 뚜벅뚜벅 앞으로 걸어가자. 왜냐면 우리의 선택은 그때도 맞았고, 지금도 맞으니까.

3. 난임 노마드와 정착민

친구1 : ○○동에 있는 병원이 그렇게 난임 치료를 잘한다고 하더라.

아내 : (말이 없다)

친구2 : 숙희도 거기서 임신했대. 너도 거기 가 봐.

아내 : (씁쓸하게) 그래?

친구1 : 그렇다니까, 얼른 그리로 옮겨. 너 지금 다니는 병원에선 별로 효과도 없는 것 같던데…. 내가 답답해서 그래.

아내 : (억지로 웃으며) 생각해 볼게.

아내는 친구들을 만나고 오는 날이면 늘 머리가 아프다고 한다. 아내가 묻기도 전에 친구들이 얼마나 많은 정보를 쏟아냈을지 남편은 눈에 선하다. 아내는 눈을 감고 누워 있다 갑자기 일어나더니 쏟아내듯 퍼붓기 시작한다.

아내 : 아니, 내가 지들보다 모를 것 같아?

남편 : (다 안다는 듯 끄덕이며) 자기 생각해서 하는 말이겠지.

아내 : 나도 다 알지. 우리 부부 걱정해서 하는 말인 거.
그렇지만…. 내가 얼마나 찾아보고 고민하는지 지들이 그 정도는 헤아려 줘야 하는 거 아냐? 난 편하게 만나서 수다나 떨고 머리 좀 식히려고 간 건데. 애들은 나만 보면 기승전임신이야. 대화가 항상 그렇다니까? 답답해…. 난 어딜 가도 숨 쉴 공간이 없어.

남편 : (난감하다) 그렇지….

난임 치료를 결정한 부부에게 주변 사람들은 너무 많은 얘기를 하는 것 같다. 여기가 좋다더라, 저기가 유명하다더라. 누구누구가 그걸로 효과 봤다더라. 난임 부부보다 절실한 사람도, 더 가슴 아픈 사람도 없건만, 주위 사람들은 이미 난임 노마드가 다 됐다.

노마드란 디지털 기기를 가지고 다니며 자유롭게 사는 사람들로,

제한된 삶의 방식에 매달리지 않고 끊임없이 자신을 바꾸어 가는 유목민적 삶을 사는 사람들을 일컫는 용어다.

인터넷에 넘쳐나는 정보들로 난임 부부들은 자기중심을 잡기가 힘들다. 차고 넘치는 난임 정보와 각종 병원 정보, 한방 지식과 민간요법들…. 처음에는 진짜 그 병원이 좋을 것 같아서 찾아다니기도 열심이었다. 집에서 3시간 넘게 걸리는 지역인들 어떠랴. 임신만 된다면 지구 끝까지라도 찾아갈 수 있다고 생각했다. 하지만 결국 지치고 만다.

그런 줄도 모르고 주변 사람들은 더 하라고 난리다. 반응이 시원찮으면 너희 부부는 절실하지 않은 모양이라고 단정 짓는다. 그럴 때면 난임 부부는 화가 난다. 당사자보다 더 간절히 바라고, 더 크게 실망하고, 더 많이 울어 보지 않았다면 그 입 좀 다물라고 소리치고 싶다.

처음 난임 치료를 결심하고 여러 병원을 알아볼 때부터 이미 모든 부부는 지치기 시작한다. 너무 많은 정보와 조언 때문에 더 헷갈리고 조급해진다. 이것도 해야 할 것 같고, 저것도 해야 할 것 같고…. 그러다 결국 난임 노마드가 된다.

그러나 이제 그만 난임 노마드 생활을 정리하고 난임 정착민이 되어야 한다. 난임 치료를 성실히 따르다 보면 길이 보일 때가 있다. 떠도는 정보 따라 헤매지 말고 신뢰할만한 치료법을 찾아 자신만의 치료 방식을 정하고 꾸준히 실천하는 자세가 필요하다. 내 집은 구하기 힘든 시대지만 내게 맞는 치료법은 반드시 있다.

4. 흔한 부부 케미

동료1 : (호기심 가득한 얼굴로) 병원 다녀왔다며?

남편 : …어.

동료2 : 어제 TV 보니까 연예인 ○○는 정자왕이라고 자랑하더라?

동료1 : 정자 검사, 그런 건 어떻게 하는 거지? 복잡해?

남편 : 그냥 뭐, 별거 없어.

동료1 : (짓궂은 표정으로) 난 자신 있는데 이거, 검사할 기회가 없네?

동료2 : (박장대소하며)

남편 : (마지못해 따라 웃는다)

부부가 어떤 심정으로 검사받는지 알기나 하는 걸까. 그저 웃음거리로, 심심풀이 소재로 삼지 않으면 좋겠는데 말이다. 난임 부부의 간절한 소망이 한낱 에피소드로 여겨지지 말았으면 하는데 사람들은 그게 잘 안 되는가 보다.

왜 이렇게 남의 삶에 관심이 많은 걸까. 남편은 자신의 정자 수까지 말해야 하는 상황에 말문이 막힌다. 그냥 웃어넘기면 좋겠지만 이 문제만큼은 그렇게 되지 않는다. 본인이 있는데도 저렇게 이야기하는데 뒤에서는 얼마나 우리 부부 이야기를 할지 안 봐도 비디오다.

요즘 부쩍 예민해진 건지 남편도 사람들의 관심에 짜증이 나기 시작한다. 자신을 걱정해서 하는 말이라는 것은 알지만 그 걱정, 제발 이제는 사양하고 싶다.

다행히 집으로 돌아가면 아내가 있다는 사실이 얼마나 힘이 되는지 모르겠다. 마치 공공의 적이라도 생긴 양 같이 눈을 부라리며 서로의 편을 들어준다. 아 이런 게 부부들의 흔한 케미라는 건가.

생각해 보면 이들 부부 제법 케미가 좋다. 임신이라는 한 목표를 위해 달려갈 수 있다는 것만 해도 그렇다. 부부에게 하나의 목표가 생겼다는 것만으로도 부부는 끈끈해진다. 그렇게 케미가 좋은데 왜 아이가 안 생기냐고 물어본다면 이렇게 대답해 주면 된다.

"정말 대단한 아기 천사가 오기 때문이야."

건강하고, 씩씩하며, 사랑스러운 아기 천사가 때를 보고 있는 거라고. 정말 이때다 싶으면 불쑥 나타날 것이다. 그리고 부부와 함께 '찐 케미'를 발산할 것이다.

아내 : 자기야, 자기는 어떤 아기가 생기면 좋겠어?

남편 : (꿈꾸듯) 말해도 되나?

아내 : (끄덕이면)

남편 : 우리가 좋아하는 그 치킨 브랜드를 좋아하는 아이면 좋겠어.

그럼 배달할 때 두 군데 안 시켜도 되잖아.

아내 : (웃으며) 뭐? 그렇다 이거지. 그럼 난….

우리처럼 아이유를 좋아하는 아이면 좋겠어.

남편 : 참. 우리가 좋아하는 속초 앞바다를 좋아하는 아이면 좋겠어.

아내 : 그리고…. 민트초코 아이스크림을 좋아하면 좋겠어.

남편 : 맞아. 온 가족이 민초족이 되는 거지. 크크.

두 사람의 얼굴이 오랜만에 환하게 빛난다.

5. FOMO? JOMO!

남편 : 자기야, 내일 캠핑밴드에서 캠핑 간다고 하더라.

아내 : 우리도 갈까?

남편 : 아니…. 그게 좀….

아내 : (남편 눈치를 살피며) 왜? 가기 싫어?

남편 : 정석이가 아기 데리고 온대서.

아내 : 아. 그래?

아내는 대수롭지 않은 척했지만 내심 남편이 안쓰럽다. 나 때문에
그렇게 좋아하는 캠핑을 못 가는 건가 싶어서. 난임 치료에 돌입한 후

부부에겐 필터가 장착된 것 같다. '아이'라는 단어만 나와도 필터가 작동한다. 가족을 동반하는 모임에 가야 할까, 피해야 할까? 예전엔 별것도 아니었던 게 참 어려운 문제가 됐다.

아내는 친언니의 아이들이 온다고 하면 그렇게 그립던 친정도 가기가 꺼려진다. 난임이라는 말을 듣기 전까진 조카바보였는데, 난임이라는 걸 안 후로 조카를 보는 마음이 복잡해졌다고나 할까. 남편 역시 마찬가지다.

난임 치료 전 이들 부부는 포모족이었다. 포모(FOMO : Fear of Missing Out)란 잊히는 공포란 뜻으로, 남들보다 뒤처지거나 소외되는 것에 두려움을 느끼는 사람들을 말한다. 뒤처지지 않기 위해 밴드며 단톡방, 동호회를 수시로 체크하며 부지런히 살아왔다. 그런데 난임 치료를 하면서부터 부부는 변했다. 말하자면 난임 포모족이 된 것이다.

모임에 빠지는 것은 두렵지만 그곳에서 발생할 스트레스도 두렵다. 어느 쪽을 선택할 것인지 부부는 아직 생각을 정리하지 못했다.

아내 : 자기야, 우리 진지하게 고민해 보자.

남편 : 뭘?

아내 : 우리가 왜 이렇게 모임 나가는 걸 걱정하게 된 건지 말이야.

아내는 언제부턴가 친구들, 각종 모임, 하물며 가족들까지 피하고 있는 자신들이 염려된다. 임신에 대한 스트레스를 피하고자 함이었지만, 이렇게 사람 만나는 걸 꺼리고 두려워하게 될 줄은 몰랐다. 그렇다고 관계를 끊을 수도 없다.

> **아내** : 자기야, 우리 어느 순간 난임 포모족이 된 거 같아.
>
> **남편** : (잠시 생각하더니) 그런가. 그러고 보니 그런 것 같기도 하네.
>
> **아내** : 이럴 필요 없지 않을까. 가고 싶으면 가는 거고 가기 싫으면 안 가는 거지.
>
> 괜히 가고는 싶은데 다른 게 걸린다? 이런 거 너무 멋없다. 안 그래?
>
> **남편** : (웃으며) 하긴. 우리답지는 않지.
>
> (결심한 듯) 그럼 우리, 가자! 캠핑! 인생 별거 있나. 재밌게 즐기다 오면 되는 거지.
>
> **아내** : 좋아. 아주 나이스야!

부부는 이제 포모족이 아닌 조모족이 되기로 했다. 조모(JOMO : Joy of Missing Out)란 포모의 반대 개념으로 잊히는 즐거움에 눈뜬 사람들이다. 이들은 온라인 관계를 단절하고 혼자만의 시간을 즐기는 양상이 두드러진다. 보통의 조모족들이 스마트폰의 앱을 삭제하고 혼자만의 시간을 즐긴다면, 난임 조모족은 이 순간에 집중하고 다른 사람들과의 관계에 미련을 갖지 않으며 현재를 즐긴다는 것에 방점을 찍는다.

말하자면 난임에 매이지 않는 것이다. 난임으로 스트레스받았던 인간관계를 쿨하게 다시 설정하고 부부에게 집중하되 인간관계를 피하지 말자는 것.

난임이라는 숙제가 부부의 일상을 방해하지 않으면 좋겠다. 풀어야 할 숙제가 있다고 황금 같은 여름방학을 집에서만 보낸다면 그것처럼 불행한 일은 없다. 난임과 일상은 하나로 묶일 수도 있고 따로 떨어뜨릴 수도 있지 않을까.

어떤 것에 중심을 두고 살지는 개인의 선택이다. 하지만 난임을 너무 스트레스 상황으로 모는 포모족은 아니었으면 좋겠다. 일상의 즐거움을 포기하지 않기 위해 스트레스 상황을 조절할 필요가 있다. 그게 말처럼 쉬운 일은 아니지만 플러스마이너스를 잘해서 현명한 조모족이 되는 건 어떨까?

6. 나만의 알고리즘 사수하기

친구1 : 나 어떡하지, 내 알고리즘 망했어.

친구2 : 왜?

친구1 : 나 최준 동영상 몇 개 봤더니 내 알고리즘이 다 최준이야.

친구2 : 크크

아내 : (눈을 크게 뜨고) 최준이 누군데?

친구1 : 너 최준도 몰라?

아내는 집으로 오는 지하철에서 유튜브를 켰다. 그러고는 얼른 최준을 검색해 동영상을 보았다. 자기도 모르게 킥킥거리게 된다. 그러면서도 한편으로 서글픈 생각이 드는 건 왜일까.

원래 알고리즘이란 주어진 문제를 논리적으로 해결하기 위해 필요한 절차, 방법, 명령어들을 모아놓은 것을 말한다. 하지만 요즘은 유튜브 관련 용어로 자주 사용되고 있다. "유튜브 알고리즘 추천으로 내가 이 영상까지 보고 있네?" 하는 식이다.

유튜브 알고리즘이란 사용자의 검색기록과 시청 영상 등을 분석하여 사용자가 흥미를 느낄만한 영상들을 추천해 주는 시스템이다. 즉 내가 최준이라는 사람의 영상을 봤다면 유튜브 알고리즘은 최준을 내 관심 사항으로 인식하고 최준과 관련된 영상들을 나열해 준다. 그것이 나의 알고리즘이 되는 것이다.

아내는 자신의 알고리즘을 훑어보았다. '난임과 비만의 관계' '난임 센터 전문의' '난임클리닉' '임신꿀팁' 등등 온통 난임으로 도배된 알고리즘을 보니 금세 우울해졌다.

친구들은 30대가 되어서도 10대, 20대에 뒤처지지 않기 위해 유행을 놓치지 않는데 나는 맘처럼 되지 않는 일에 신경 쓰느라 자꾸 뒤처지는 것만 같다. 그러지 않으려 하는데도 난임이라는 틀에 갇혀 발버둥 치고 있는 것 같아 답답하고 화가 난다.

아내는 남편이 들어오자마자 물었다.

아내 : 자기야, 유튜브에 한 번 들어가 봐.

남편 : 왜?

아내 : 빨리.

남편 : (스마트폰을 감추며) 에이, 싫어.

아내 : 왜? 왜 싫어?

남편 : (미안하지만) 그냥 보여주기 싫어. 프라이버시라고.

아내는 갑자기 소파에 털썩 몸을 던진다. 허무한 걸까. 아니면 화가 난 걸까. 아내도 자신의 감정을 알지 못하겠다. '뭐 숨기고 싶은 거라도 있는 건가?', '나 몰래 야한 동영상이라도 보는 걸까.' 온갖 생각이 밀려왔다. 그런 아내를 보니 남편은 좀 미안한 마음이 들었다.

남편 : 아니, 아무리 부부라도….

아내 : 알아. 근데 난 자기가 무슨 나쁜 짓 하나 싶어서 그런 게 아닌데. 그냥 갑자기 알고 싶어져서. 내 알고리즘은 온통 다 난임에 관련된 건데 자기는 어떤가 싶어서….

남편 : (금방 숙연해져서는) 그러면 좀 미안한데….

남편은 슬그머니 자신의 유튜브를 켜서 내밀었다. 남편의 알고리즘은 아내와는 많이 달랐다. '류현진 투구, 토론토 반응' '한국야구 레전드 장면' '저평가 우량주 모음' '결국 이런 사람이 주식 부자가 된다' 등 평소 남편의 관심 사항들로 도배가 되어 있었다.

아내는 남편과 동상이몽인가 싶은 실망보다는 다행이라는 생각이 들었다.

아내 : (미소 지으며) 다행이다.

남편 : 어?

아내 : 난 자기가 나처럼 아기 갖는 거에 온통 매달려 있었으면 좀 그랬을 것 같아. 다행히 자기가 다른 생각도 하고 웃으며 유튜브 본다고 생각하니까 한시름 놓게 되네.

남편 : 자기는 온통 임신 관련 유튜브만 보는 거야?

아내 : 그러게. 바보같이.

이제부턴 다시 인테리어 영상도 보고 방탄소년단 영상도 찾아봐야지.

남편 : … 미안해.

아내 : 괜찮아. 진짜야!

아내는 정말 괜찮았다. 난임을 너무 크게 생각한 나머지 생활의 중심에 가져다 놓고 혼자 떠안고 있던 자신이 바보 같았다. 난임 치료를 하는 사람도 개인적인 생활을 해야 한다.

난임은 부부, 남편과 아내 둘의 문제다. 그러므로 둘이 같이 고민하고 둘이서 해결해야 한다. 그리고 혼자일 때는 자기 자신에게 집중해야 한다. 자신이 좋아하는 알고리즘을 놓치지 말고 즐기며 행복해할 권리가 있다. 자신이 즐겁고 행복할 때, 아기 천사가 스르륵 우리의 알고리즘에 깔리게 되는 것이다.

7. 존버는 승리한다

남편 : 존버한 녀석은 대박이 났네, 났어.

아내 : 뭐가?

남편 : 몇 년 전 코인에 투자한 걸 그냥 뒀던 친구 말이야. 그게 지금 대박이 났대.

아내 : 코인으로 대박 난 거야?

남편 : 어, 몇 년을 안 팔고 내버려 두더니 결국 성공했네. 이런 녀석을 보고 존버는 승리한다고 하는 거지 뭐.

아내 : 흠…. 끝까지 버티는 사람이 이긴다는 거네?

남편 : 부럽기도 하고 대단하기도 하고. 모르겠어.

아내: 하긴 우린 그렇게 못 버티고 빠져나왔겠지. 대단하네.

몇 년 전 코인 열풍이 불었을 때, 갑자기 추락하는 코인에서 다들 발을 뺐다. 하지만 그렇게 앞이 보이지 않는 상황에서도 꿋꿋이 버틴…아니 어쩌면 꿋꿋이 외면한 건지도 모르겠다…친구는 코인 시장이 활발한 지금 몇 배의 수익을 올렸다고 한다.

남편: 우리도 난임 치료받은 지 벌써 1년이 다 돼 가네?

아내: 그렇지. 근데 계속해야 하는 건지 사실 잘 모르겠어. 우리에게 희망이 있는 건지….

남편: 그치. 그냥 시키는 대로 하루하루 날짜만 가는 것 같기도 하고.

아내: 달라지는 건 없는데 몸도 마음도 너무 지치는 게 제일 힘들다, 그치?

남편: 자기가 너무 힘들어서 걱정이야.

아내: (생각난 듯) 참, 같이 치료받던 지영씨 알지?!

남편: 응. 우리보다 한 달 정도 빨리 시작했던.

아내: 그분 임신하셨대!

남편: 정말? 우와, 잘됐다.

아내: 그렇지? 나도 내 일처럼 정말 기쁘더라.

모든 난임 부부에게 난임 치료 과정은 고통으로 점철된 시간이다. 그래도 그 힘든 시간을 이겨내며 지낼 수 있는 것은 아마도 어느 날 갑자기 찾아와 부부를 행복하게 해 줄 아기 천사를 떠올리기 때문이리라. 함께 그 고통을 이겨내던 사람들이 하나둘 임신해서 혹은 포기해서 떠나갈 때도 어떤 이들은 이들 부부처럼 그 자리를 묵묵히 지키며 말 그대로 존버하고 있다.

누군가는 남편과 아내 둘만 행복하면 된다고 할 테고, 또 누군가는 다른 방법도 있지 않냐고 할 것이다. 하지만 많은 부부가 이들처럼 버텼고, 앞으로도 버틸 것이다.

어느 날 문득 부부에게 아기 천사가 찾아온다면 정말 좋겠지만, 설령 그렇지 않다고 해도, 이들은 그 시간 동안 최선을 다했기에 분명 값진 무엇을 건져낼 것이다. 부부가 함께 바랐던 간절한 꿈, 그것을 위해 한마음으로 노력해 준 내 소중한 배우자, 그 속에서 더욱 두 사람이 중심이 되는 단단한 가정 같은.

난임 부부에게 아기 천사가 찾아올지 안 올지는 아무도 장담할 수 없다. 그러나 나는 절대 포기하지 말라고 말하고 싶다. 《먹고 기도하고 사랑하라》는 어느 수필집의 제목처럼 그저 건강하게 "바라고, 운동하고, 평안하라"고 말해 주고 싶다.

간절히 바라되 그것에 얽매이지 않는다면 몸과 마음이 회복될 때 기쁜 소식이 들려오지 않을까. 존버는 승리하니까.

6장

놀면서 치료하는
문화치유

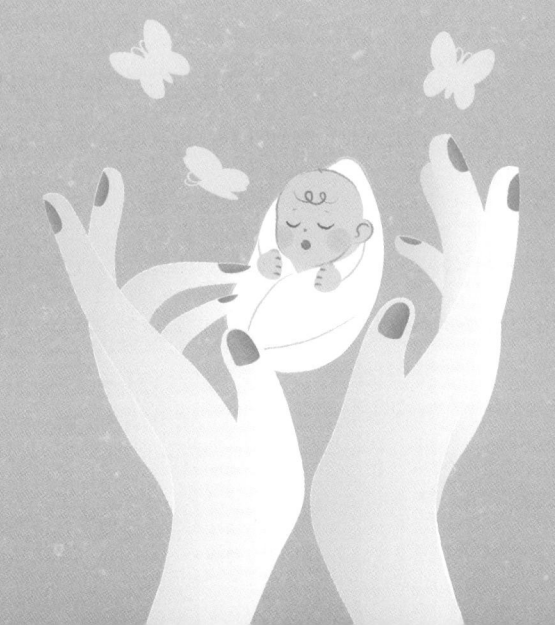

6장 놀면서 치료하는 문화치유

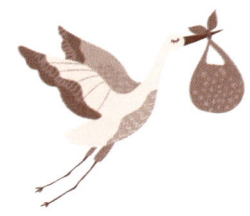

1. 중요한 건 약이 아니라 몸이다

현대사회의 난임률은 7쌍 중 1쌍, 약 14% 정도인 것으로 추정하고 있다. 이렇게 추정은 하고 있지만, 현실은 겉으로 나타나는 수치보다 더 높을 것이다. 현대사회의 난임률이 높은 데엔 다양한 이유가 있겠지만 늦은 결혼과 늦은 임신 시도를 가장 큰 이유로 들 수 있다.

또 하나의 이유는 '이유 없음'이다. 난임 검사에서 아무 이상이 없을 때 원인불명 난임이라고 하는데, 최근 조사에 따르면 여성 난임의 30%, 남성 난임의 25% 이상이 원인불명 난임을 진단받는다고 한다. 원인불명 난임은 앞으로 그 비율이 점점 더 높아질 것으로 예상된다.

난임의 원인이 겉으로 드러날 경우 그에 맞게 치료하면 되지만, 원인불명 난임은 몸 내부의 이상이므로 그 원인을 찾기가 어렵다. 이런 경우 한방 치료로 효과를 볼 수 있는데, 한방에선 당장의 증상 호전을 위한 치료가 아니라 그 증상의 기저에 있는 원인을 치료하는 데 방점을 둔다. 단지 겉으로 드러나는 자궁이나 난소만을 들여다보는 것이 아니라 몸 전체와 연관성을 찾기 때문에 어떤 난임의 원인보다 한방 치료의 효과가 크다고 생각한다.

솔직히 옛날 환자들은 약 한 첩만 먹어도 쉬이 병이 나았다. 당시에는 못 먹는 사람도 많았으니 비록 약 한 첩이라 하더라도 그것이 엄청난 힘이 되고 살이 되었던 까닭이다. 하지만 지금은 어떠한가. 현대의 한약이 좋지 않아서 그렇지는 않을 것이다. 현대의 양약도 마찬가지다. 예전에는 한 가지 약만으로도 나았던 병이 이제는 두 가지, 세 가지 약을 처방해야만 낫는다. 이러다 수만 가지의 약을 처방해도 낫지 않는 병이 생길 것 같다.

최근에 일어나고 있는 현상을 보자. '신종'이라는 단어를 앞에 붙인 병들이 전 세계를 공포로 밀어 넣고 있지 않은가. 그리고 앞으로 그 공포는 더 자주, 더 위험한 형태로 우리를 위협할 게 분명하다.

그렇다면 근본적인 문제에 접근하지 않을 수 없다. 병의 근본적인 문제는 약이 아니라 바로 우리의 몸에 기인한다는 사실이다. 우리 몸이 옛날과는 달라졌으니 당연히 약도 달라지고 변화하는 것이 맞을 것이다. 하지만 이러한 변화를 그냥 바라보고만 있을 수는 없는 현실이다. 약이 더는 약이 아니라 독이 되어 가고 있기 때문이다. 자연에서 원료를 찾는 한약은 그나마 나은 상황이지만 가끔 한계를 느낄 때가 없지 않다.

그렇다면 자연히 우리들의 몸을 바꾸어야 한다는 결론에 이르게 된다. 조금 느리게 낫더라도 천천히 자신의 몸을 다스릴 줄 아는 사람이 병을 이기고, 자신을 이기고, 결국 세상을 이길 수도 있지 않을까. 치료보다 우선 스스로 몸을 건강하게 만드는 법을 알아야 한다.

그래서 얘기하고자 하는 것이 바로 문화치유(文化治遊)이다. 이는 흔히 아는 치유가 아니다. 보통 우리가 아는 치유(治癒)는 병을 낫게 한다는 뜻으로 나을 유(癒) 자를 쓰지만, 여기서 말하는 치유(治遊)는 놀 유(遊) 자를 쓴다. 놀면서 치료한다는 뜻이다. 놀면서 어떻게 몸을 치료할 수 있을까? 의문이 들겠지만 천천히 설명해 보고자 한다.

2. 가장 자연스러운 치료법 찾기

문화는 삶의 틀이다. 먹는 것도 문화이고 자는 것도 문화이며 살아 있는 것도 문화이다. 그러니 문화는 바로 삶인 것이다. 그런 문화를 통해 몸의 병을 치료할 수 있다는 것이 나의 생각이다.

현대에 난임은 참 어려운 병이 되었다. 난임뿐만 아니라 다른 병 역시 그러하다. 세상이 변하는 속도만큼 병의 양상도 빠르게 변화하고 원인 자체를 알기 어려운 병도 늘어나고 있다. 단순한 약물치료와 물리치료만으로 치료하기에는 정신적, 육체적 증상들이 복잡해졌다. 그리고 이런 병들은 만성 질환으로 자리 잡는다.

그래서 대부분 잘못된 생활습관이 병의 원인이 된다는 결론에 이르렀다면 환자에게 생활습관을 바꾸라고 해야 한다. 근본적인 병증의 원인을 찾아내고, 의학적 시술이나 약에 의존하기보다 가장 자연스러운 방법으로 낫도록 해야 한다.

자연 치료, 음식 치료, 운동 치료, 정신 치료는 이미 여러 가지 이름으로 대중화되고 있고 많은 성과를 거두고 있다. 여기에 우리가 잘 알지 못하는 예술 치료가 있다. 이는 외국에서 주로 행하는 치료법으로, 우울증 치료에 도입되어 큰 성과를 거두고 있다.

특히 여성들은 임신, 분만, 폐경기를 겪는 동안 호르몬의 변화를 맞는다. 그로 인해 우울증과 같은 정신 질환에 쉽게 노출된다. 그러니 이런 여성들에게 처방과 함께 문화 치료가 병행되면 치료는 물론이거니와 예방의 효과까지 거둘 수 있다고 생각한다.

이런 문화치유는 사실 요즘 갑자기 대두된 새로운 경향은 아니다. BC 1000년경 고대 그리스의 도시 테베의 도서관 정문에는 '영혼을 치유하는 곳(The Healing Place of the Soul)'이라는 글이 걸려 있었고, 프랑스 리옹 병원의 한 의사는 "좋은 책은 많은 의학보다 낫다"라며 처방전과 함께 문학서 제목을 적어 주었다고 한다.

비록 의학이 발달하지 못했던 시기에 행해지던 치료법이기는 하지만, 그들은 현대인에게 뒤처지지 않는 의식을 지니고 있었다. 아니, 어쩌면 그들이 우리보다 더 철학적이었고 삶을 통찰하는 능력이 뛰어났다고 할 수 있다. 옛날보다 평균 수명은 늘어났지만 정신은 오히려 퇴보하고 있다는 생각도 든다. 해마다 늘어나는 자살률은 몸의 건강과 함께 정신의 건강도 중요하다는 사실을 우리에게 일깨워 주는 지표 같다.

철학자 마틴 부버는 "우리가 다른 사람을 위해 할 수 있는 가장 위대한 일의 하나는 타인의 이야기를 들어 주는 일이다"라고 했다. 타인의 이야기 속에는 그 사람의 건강과 생활이 있다. 나는 타인의 이야기 속에 한 걸음 들어가 그를 치료할 수 있기를 바랐다.

스페인에 있는 상파우 병원의 모토는 "예술로 치료한다"이다. 세계문화유산에도 등록되어 있는 상파우 병원 건물은 도메네크 몬타네르가 건축했다. 그는 이 병원을 지을 때 유명한 건축가 안토니 가우디의 조언에 따라 건물을 45도쯤 틀어지도록 지었다. 이유는 가우디의 역작인 사그라다 파밀리아 성당의 첨탑이 보이도록 짓기 위해서였다. 그 성당을 보면 환자들의 마음이 안정될 거라는 판단이었는데 상당한 효과를 거두었다고 한다.

문화치유란 의학적 치료를 기본으로, 자연 치료를 포함한 음식 치료, 운동 치료, 정신 치료, 음악 치료, 미술 치료, 문학 치료 등 환자에게 필요한 모든 분야를 치료와 놀이로 접근한다.

3. 예방보다 확실한 치료는 없다

문화치유는 외국에만 그 기원이 있는 것이 아니다. 우리의 깊은 뿌리에서도 문화치유의 기초를 발견할 수 있다. 나는 그것을 양생에서 찾고자 한다.

《동의보감》은 중국 의학을 기본으로 한 단순한 임상 의서가 아니다. 당시의 중국을 이루던 금(金), 원(元) 등 동양의 의학서 80여 종을 참고, 정리, 편찬한 한의학의 총합이라 할 수 있다. 그중에서도 문화치유의 뿌리가 될 수 있는 부분이 바로 '양생(養生)'의 정신이다.

양생이란 기를 양(養), 날 생(生)으로 삶을 기른다는 뜻이다. 내 삶을 기르는 것, 바로 병이 생기기 전에 그것을 예방하도록 미리 노력한다는 의미이다. 쉽게 말해 《동의보감》은 건강하게 살기 위해서 계절, 음식, 음주, 감정, 수면, 성생활, 임신 및 기타 금기 등 여러 방면으로 지켜야 할 것과 하지 말아야 할 것을 자세하게 기술하고 있다.

불치병의 시대가 다가오고 있다. 그런 시대에 의사와 환자는 무엇을 해야 할까. 그 해답이 바로 양생이라고 생각한다. 병이 생기기 전에 예방하는 것, 그것보다 확실한 대답이 어디 있겠는가.

그러면 양생에서 지켜야 할 것과 하지 말아야 할 것은 무엇일까? 우선 지켜야 할 것은 다음과 같다.

> 첫째, 생각을 적게 하여 심기(心氣)를 기른다.
>
> 둘째, 말을 적게 하여 내기(內氣)를 기른다.
>
> 셋째, 음식을 담백하게 먹어 위기(胃氣)를 기른다.
>
> 넷째, 침을 삼켜 오장(五臟)의 기(氣)를 기른다.
>
> 다섯째, 색욕을 경계하여 정기(精氣)를 기른다.
>
> 여섯째, 화를 내지 않아 간기(肝氣)를 기른다.

그리고 양생에서 경계해야 할 것은 다음과 같다.

> 첫째, 명예와 이익에 집착하는 마음을 버리지 못하는 것을 경계해야 한다.
>
> 둘째, 희로(喜怒)를 없애지 못하는 것을 경계해야 한다. 즉, 너무 기뻐해도 병이 되고, 너무 화를 많이 내도 병이 된다는 뜻이다. 스트레스를 받지 말아야 한다.
>
> 셋째, 소리와 색을 버리지 못하는 것을 경계해야 한다. 여기서 소리와 색이란 성생활을 의미한다.
>
> 넷째, 기름진 음식을 버리지 못하는 것을 경계해야 한다.

다섯째, 신이 허하고 정이 흩어지는 어려움을 경계해야 한다. 즉, 늙는 것에 대한 경계를 이야기하고 있다.

500년 전의 건강법인데도 지금과 많은 차이를 보이지 않는다. 조선 시대의 양생과 2021년의 양생은 그다지 다르지 않을 것 같다. 2021년을 사는 우리, 2050년을 준비하는 우리는 어떻게 양생을 해야 할까. 내가 생각하는 양생은 이러하다.

첫째, 먹되 담백하게 먹어라.

둘째, 걷되 흙을 밟아라.

셋째, 보되 자연을 보라.

넷째, 웃되 기쁨을 찾아라.

다섯째, 살되 불편하게 살아라.

우리 몸은 그동안 너무 편하게 살았다. 맛있다는 이유로 달고 매운 것만 찾고, 귀찮다는 이유로 자연을 멀리하고, 더 큰 것을 바라다 보니 작은 것에는 기뻐하지 않았다. 그래서 불편한 것은 무조건 나쁜 것이 되었다.

하지만 우리 몸에 진짜 나쁜 것은 편리한 것이다. 자동차, 전자 제품, 인스턴트 음식 등 우리를 편리하게 해 주는 대부분은 지구와 인간에게 좋지 못한 것들이다. 그래서 우리 몸을 편하게 하는 것들을 몰아내는 것, 이것이 바로 현대의 양생이라고 나는 생각한다. 그것이 어떤 약, 어떤 시술보다 가장 좋은 치료라는 것은 두말할 필요도 없을 것이다.

지금이 바로 양생을 실천할 때다. 양생이야말로 난임 치료, 그리고 모든 치료의 기초이기 때문이다.

그러면 양생은 어떻게 실천할 수 있을까. 의식주로 나누어서 살펴보자.

의(衣) : 행복한 옷 입기

현대인의 몸은 의복에 속박되어 있다. 그런데도 건강을 이야기할 때 옷은 그다지 중요한 부분으로 거론되지는 않았다. 하지만 인간이 살아가는 데 꼭 필요한 세 가지에 왜 의복이 들어 있겠는가. 그 의미를 간과해서는 안 되는 이유를 알아보자.

의식주 중에서도 첫 번째를 차지하는 의(依), 그것은 왜 언제나 건강에서 소외되었을까? 아마도 음식이나 집처럼 건강에 직접적으로 큰 영향을 미치지는 않는다고 생각했기 때문일 거다. 삼시 세 끼 챙겨 먹어야 하는 음식, 들짐승이나 자연으로부터 몸을 보호할 집과 달리, 옷 좀 대충 입는다고 당장 건강을 잃는 것은 아니니까 말이다.

하지만 잘 생각해 보자. 우리가 옷을 입고 있는 시간이 얼마나 되는지. 빼고 더할 것도 없이 목욕하는 시간을 제외하고는 거의 온종일 입고 있다고 해도 과언이 아니다. 하지만 그런 의복이 어떻게 이루어져 있고, 우리 몸에 어떤 영향을 끼치고 있는가에 대해선 진지하게 생각하지 않는다. 옷은 그저 자신의 감각을 표현하는 가장 쉬운 방법이라고 생각한다.

하지만 거기에는 건강과 환경에 대한 인식이 빠져 있다. 식이요법으로 음식을 조절해 당뇨병이나 고혈압을 치료하듯이, 아토피와 같은 피부병 혹은 그 외의 병을 치료하는 데 있어 우리가 무엇을 입는가는 매우 중요한 역할을 하는데도 말이다.

《영국의학저널(British Medical Journal)》은 30세 이전에 특정 화학 물질과 오염 물질에 노출된 여성의 경우 폐경기 이후 유방암 발생 위험이 높다는 연구 결과를 발표했다. 특히 합성 섬유와 석유 제품에 노출된 여성은 유방암의 위험성이 매우 높았다고 한다. 아크릴 섬유에 노출된 여성은 그렇지 않은 여성에 비해 7배, 나일론 섬유에 노출된 여성은 그렇지 않은 여성에 비해 2배 높은 유방암 위험성을 지니고 있었다.

옷은 이렇듯 직접적으로 사람의 몸에 영향을 미칠 뿐 아니라 간접적으로 환경오염에도 큰 영향을 끼치고 있다. 특히 옷에 의한 환경오염은 심각한 수준이다. 이는 지구를 병들게 할 뿐 아니라 그 피해가 고스란히 인류에게 돌아올 것이므로 옷은 몸에 걸치는 천 조각 이상의 의미가 있다는 것을 반드시 알아야 한다. 옷은 치장하는 도구만이 아니다. 진정 내 몸을 생각하면서 입어야 하는 것이다.

그래서 나는 두 가지를 제안하고자 한다. 하나는 '오가닉 패션(Organic Fashion)'이고, 다른 하나는 '슬로우 패션(Slow Fashion)'이다.

오가닉 패션은 결코 어려운 트렌드가 아니다. 우리가 잘 아는 오가닉 푸드와 같은 맥락으로 받아들이면 된다. 매장에서 우리는 농약 같은 화학 물질을 쓰지 않아 여기저기 벌레 먹은 오가닉 푸드를 굳이 비싼 가격을 치르며 선택한다. 그것이 우리 몸과 지구의 건강을 지켜주리란 믿음 때문이다. 오가닉 패션도 이와 같다.

예를 들어, 면 소재는 자연 소재로 알려졌지만 어떤 화학 섬유보다 환경 파괴적이다. 맹독성 농약이 없으면 면화의 생산이 불가능하고, 그 결과는 면화 생산국에 엄청난 환경 파괴를 불러온다. 깨끗하고 부드러워 피부에 가장 좋은 소재로 생각했지만, 사실은 엄청난 농약으로 기른 소재라고 하니 우리 몸에도 그리 좋지만은 않을 것이다. 게다가 면화 생산국의 농부들 역시 농약 중독에 시달리고, 염색 공장들이 내뿜는 독성물질 때문에 이들 나라가 몸살을 앓고 있다고 한다.

오가닉 패션은 가장 자연적인 마 소재나, 화학비료를 사용하지 않는 유기면화 같은 천연소재의 옷을 지어 입자는 것이다. 천연 물질로 염색한 천으로 옷을 지어 입으면 내 건강은 물론 지구의 건강까지 챙기는 일석이조의 효과를 볼 수 있다.

두 번째로 이야기하고 싶은 슬로우 패션은 패스트 패션에 반하여 일어난 트렌드다. 패스트 패션은 패스트푸드처럼 저렴한 가격을 무기로 유행을 좇아 한 철 입고 버리는 경향을 말한다.

요즘 거리엔 패스트 패션을 이끄는 가게들이 즐비하다. 싸게 옷을 구매해서 한두 번 입고 버리니 자원 낭비는 물론 심각한 쓰레기 문제를 야기한다. 가장 심각한 문제는 이런 의류 쓰레기를 소각할 때 배출되는 다이옥신 같은 유해물질이 지구 온난화를 유발한다는 것이다. 내가 생각 없이 던진 돌멩이에 개구리가 맞아 죽는 수준을 넘어 연못 전체를 망가뜨리는 일이라 할 수 있겠다.

슬로우 패션은 되도록 오래 입을 수 있는 옷을 고르되 환경친화적인 소재를 선택하고, 더 나아가 재활용까지 생각하자는 것이다. 서로 옷을 바꿔 입고 물려 입는 방식으로 옷의 수명을 늘리고, 그래도 버려지는 옷은 분리수거해서 재활용 센터로 보내는 건 어떨까.

이제 의복은 단순히 겉모습을 표현하는 수단에서 인간의 삶과 지구 환경을 고민해야 하는 영역으로 그 의미가 확장됐다. 남에게 보이기 위한 옷이 아니라 진정 자신을 위한 옷을 입어야 하는 시대다. 내가 건강해지고 환경도 건강해지는 옷, 그것이 바로 행복한 옷 입기가 아닐까.

나는 지금 행복한 옷 입기를 하고 있는가, 아니면 나는 물론 타인과 환경에 불행을 끼치는 옷 입기를 하고 있는가. 자연과 함께 인간이 사는 것, 그것이 바로 모든 병 치료의 기초다.

식(食) : 자연을 먹다

'자연으로 돌아가자.'

도대체 이런 식상한 말을 여기에 써야 한다는 것이 나도 내키지 않는다. 하지만 앞으로 인간이 잘 살아남기 위해서는 꼭 돌아가야만 하는 곳이니 다시 한번 강조하고자 한다.

자연으로 돌아가자니, 그러면 옛날처럼 풀뿌리 뜯어 먹고 살라는 거냐며 반발하는 사람도 있을 것이다. 하지만 안타깝게도 나는 이번에도 그렇다고 대답해야 할 것 같다.

사람들의 건강에 관한 관심은 나날이 커지고 있다. 안티 쿠킹(Anti-cooking), 슬로우푸드(Slow Food)와 같은 음식문화 운동이 활발하게 일어나고 있는 게 그 증거다. 그중에서 가장 눈길을 끄는 것이 바로 매크로바이오틱(Macrobiotic) 운동이다.

매크로바이오틱스(Macrobiotics)는 장수식 식생활법으로, 제철에 나는 신선한 재료를 통째로 요리해 먹는 친환경 요리법을 말한다. 매크로바이오틱은 그리스어로 '커다란' 또는 '오랜'이라는 뜻의 '매크로(Macro)'와 '생명의'라는 뜻인 '바이오틱(Biotic)'의 합성어이다. 장수식(長壽食) 또는 자연식 식이요법이라는 의미로도 쓰이지만, 서구인들에게는 '동양적 식사법'을 지칭하는 말로 인식되어 있다. 따라서 생명을 거시적으로 보고 자연에 적응하면서 평안하게 사는 생활법을 뜻한다.

매크로바이오틱스의 유래는 고대 그리스, 히포크라테스 시대로 거슬러 올라간다. 히포크라테스는 "질병은 음식물과 환경으로 인해 발생하며, 식사를 바로잡으면 병을 고칠 수 있다"고 보았으며, 건강하고 장수하는 사람을 가리켜 '마크로비오스'라고 했다.

현대에 와서 일본의 사쿠라자와 유키카즈(櫻澤如一, 1893~1966)가 이 개념을 부활시켜 '일본 정식협회'를 만들고 '매크로바이오틱'이라는 건강 식생활법을 전 세계에 전파했다. 현재 매크로바이오틱은 미국의 빌 클린턴 전 대통령, 톰 크루즈, 마돈나 같은 명사들이 따르고 있을 정도로 세계적인 건강식 이론으로 인정받고 있다.

매크로바이오틱은 우리의 몸과 환경은 결국 하나라는 노자의 자연사상과 음양원리에 그 뿌리를 두고 있다. 동양에서 전해오는 식양법(食養法)에 따라 바른 식생활을 실천하면 암, 당뇨, 고혈압, 비만 등 갖가지 현대병을 예방하고 건강한 삶을 살 수 있다는 취지로 매크로바이오틱 운동이 펼쳐진 바 있다. 1927년 일본에서 식양회(食養會)라는 조직이 발족한 이래 미국을 비롯해 유럽과 러시아까지 지회가 조직되어 국제적 식문화운동으로 퍼졌는데, 미국에서는 특히 1960~1970년대 히피와 뉴에이지 신봉자로부터 많은 호응을 얻었다.

일본에서는 1980년대부터 건강잡지 등에 소개돼왔으나, 본격적으로 인기를 얻은 것은 다이어트와 건강 열풍이 불기 시작한 2000년대 이후다. 일본과 영국, 프랑스 등에서는 건강 장수법으로, 미국에서는 육식 위주의 식습관을 고치기 위한 다이어트식으로 보급됐다.

우리에겐 아직 생소하지만 이미 일본에서는 20여 년 전부터 주목 받은 장수요법으로, 우리나라로 치면 10년 전 불었던 웰빙 열풍에 비교할 수 있겠다. 웰빙(Well-being)이란, 말 그대로 잘 먹고 잘 사는 것으로 사전적 의미로는 행복과 안녕을 뜻하지만, 물질적인 가치보다 마음의 평안과 정신적인 풍요로움을 중시하는 태도와 라이프스타일을 총체적으로 가리키는 단어다.

웰빙이란 단어는 다양한 개념들을 포괄적으로 표현한다. 사전적으로 웰빙은 'Well'과 'being'의 합성어다. 여기서 'Well'이 내포한 '건강한', '안락한', '고급스러운' 등의 다양한 의미는 웰빙의 개념 정의에 상당한 혼선을 안겨 주었다. 경우에 따라서는 아주 상반되는 모습이 동일한 웰빙 카테고리로 묶여 취급되기도 했다. 예를 들어 헬스클럽에서 땀 흘리며 하는 운동뿐 아니라 집 안에서 정적인 자세로 앉아 명상하며 여유롭게 쉬는 일 역시 웰빙인 것이다.

웰빙을 보다 포괄적으로 정의한다면 그 의미는 행복, 만족, 복지로까지 확대할 수도 있다. 소비의 궁극적인 목적이 개인적인 효용 만족이라고 본다면 결국 '모든 소비 행위 = 웰빙 소비'라는 등식도 불가능한 것은 아니다.

매크로바이오틱에서 가장 중요시하는 것은 음양의 조화다. 고기나 유제품 같은 극양성의 제품은 몸의 균형을 깨뜨린다는 이유로 배제한다. 설탕이나 술 같은 극음성 제품도 마찬가지다. 대신 식품 중 가장 중용의 성격을 띠는 현미를 중심으로 식단을 구성하고, 튀김류 같은 기름진 음식을 먹는 경우 레몬즙으로 중화하는 식으로 균형을 맞춘다.

즉, 바른 식생활을 통해 음양의 균형을 맞추자는 것인데 이 운동에 의하면 음양의 원리를 바탕으로 한 동양 전래의 식양법(食養法)에 따라 바른 먹거리를 취하면 암, 당뇨병, 고혈압, 비만, 치매 등 잘못된 생활습관으로 생기는 갖가지 현대의 난치병을 예방할 수 있다고 한다. 도정하지 않은 곡물과 야채, 콩류를 먹으면 다이어트와 노화 방지에 효과가 있고, 특히 현대인의 환경병인 아토피 피부염의 근본적 치유가 가능하다고 알려져 있다.

우리나라의 한의학에서도 태음인과 소양인 등 개인의 체질을 구분하고 여기에 맞는 음식을 권하는데, '이런 체질은 돼지고기가 좋지 않고 오리고기가 잘 맞는다' 식의 단순한 지침에서 매크로바이오틱은 한 발 더 나갔다고 볼 수 있다. 매크로바이오틱은 거의 모든 식재료의 음양을 구분해 자신에게 맞는 식품을 적절한 방법으로 조리해 먹기를 권한다. 조리 방법에 따라서도 음양의 성격이 달라질 수 있기 때문이다.

매크로바이오틱의 네 가지 원칙은 다음과 같다.

첫째, 신토불이(身土不二)의 원칙이다. 자신이 발 디디고 있는 곳에서 난 것을 먹으며, 또한 계절에 맞게 기른 것을 먹어야 한다.

둘째, 일물전체(一物全體)의 원칙이다. 어떤 곡류와 채소든 껍질이나 뿌리, 잎 등 가능하면 버리는 부분 없이 먹는 것이다. 곡류는 가능한 도정하지 않은 것이 좋고, 뿌리채소는 잎까지 먹으며, 잎채소는 뿌리까지 먹는 것이 좋다.

셋째, 자연생활의 원칙이다. 음식뿐만 아니라 음식을 만드는 조리 기구, 세제, 그리고 생활용품에 이르기까지 인공적이거나 화학적인 것들을 피하며 자연 그대로를 사용하라고 권한다. 전자레인지와 전기밥솥, 코팅된 프라이팬 그리고 플라스틱으로 이루어진 모든 것을 피하고 대신 압력솥, 주물이나 스테인리스 프라이팬, 나무 도마, 나무 주걱 등을 이용한다.

넷째, 음양의 조화이다. 이것은 매크로바이오틱의 핵심이기도 하다. 음양의 원리를 바탕으로 식재료, 요리법, 계절, 기후, 몸 상태 등을 맞추어 먹는 것이다. 즉 음식의 재료가 가장 자연 친화적일 때 그 음식이 가진 생명력을 완전하게 받아들여 우리 몸에 전달할 수 있다고 본다.

이는 노자의 무위자연(無爲自然) 사상에 뿌리를 두고 있다. 노자의 핵심 사상인 무위자연은 부자연스러운 행위를 조금도 하지 않는다는 의미로, 자연에서 나는 것을 그대로 받아들이는 매크로바이오틱과 일맥상통한다고 할 수 있다.

치료의 기초에서 먹는 것의 중요함은 이루 말할 수가 없다. 그것이 우리 몸에 들어가 우리 몸을 이루는 요소가 되기 때문이다. 그러니 음식을 따져 가며 먹어야 건강하다는 것은 너무 당연한 이치다.

전반적으로 매크로바이오틱 운동을 살펴보았다. 굳이 매크로바이오틱 식으로 먹어야 한다고 주장하는 것은 아니다. 단지 이러한 식문화운동이 전 세계적으로 일어나고 있고 그것이 어떤 의미가 있는지 이야기하고 싶었다.

하지만 우리가 그것에 무관하다고 말할 수는 없을 것 같다. 암, 당뇨, 고혈압, 비만, 치매, 아토피 등 현대의 불치병이라 불리는 이런 병들이 모두 잘못된 식습관에서 비롯되었다면 음식을 통해 치료하고 예방하는 것은 너무나 당연한 일이다. 우리는 이를 식이요법이라고 부르면서 행하고 있다. 꼭 병에 걸린 사람에게만 적용되는 얘기가 아니다. 건강은 건강할 때 지켜야 한다고 하지 않는가. 건강한 사람이 건강한 음식을 먹는다면 그것보다 좋은 보약은 없을 것이다.

그럼 어떻게 먹어야 할까?

서양인들 스스로 정크푸드라고 부르는 패스트푸드, 혹은 육식 위주의 식사는 지양하는 것이 좋다. 건강식의 가장 좋은 표본은 바로 우리 조상들이 그랬듯 옛 방식으로 먹는 것이다. 생각해 보면 매크로바이오틱, 안티 쿠킹 같은 식문화운동은 우리의 옛 방식과 동떨어진 것이 아니다. 우리 조상들이 먹었던 방식이 가장 친자연적이고, 가장 건강한 식단이지 않던가.

보리밥에 나물 몇 가지, 몇 조각의 김치, 그리고 된장국 정도의 소박한 밥상. 그게 바로 정답이다. 모든 것은 화려할수록 몸을 아프게 한다. 소박한 밥상으로 행하는 음식 치료가 중요한 치료의 축이 될 것이다.

주(住) : 자연으로 지은 집, 한옥

우리의 일상을 돌아보자. 아파트에서 일어나 시멘트 길을 따라 걷다 콘크리트 건물에서 온종일 일하고, 다시 아파트로 돌아와 잠이 든다. 하루를 더듬어 한 번도 흙을 밟아 보지 못하는 삶이라니 도시민들의 삶은 한마디로 무생물의 삶, 살아있지 못한 삶인 것 같다. 시멘트 덩어리 안에서 살 수 있는 동물은 인간밖에 없으니 대단하다고 할까, 불쌍하다고 할까.

하지만 그 속에는 우리가 피해 갈 수 없는 불편한 진실이 있다. 아파트를 짓는 데 사용하는 국내산 시멘트의 대부분은 위암과 폐암 등의 질환을 일으키는 유해물질 '6가크롬'이 기준치를 훨씬 초과한다는 사실이다. 그렇다면 온종일 우리는 6가크롬에 둘러싸인 채 숨 쉬고, 밥 먹고, 잔다는 이야기가 된다. 제아무리 몸에 좋은 음식을 먹고 열심히 운동한다고 해도 집이 시멘트 덩어리라면…… 눈 감아 버리고 싶은 진실이 아닌가.

그래서일까. 건강이 화두인 요즘 한옥 열풍이 거세다. 서울의 북촌 마을을 비롯한 남산 한옥마을, 한옥 체험장, 한옥 펜션, 그리고 TV 드라마 세트까지 한옥은 이미 하나의 트렌드가 되었달까.

집은 건축물이다. 그러나 단순한 구조물이 아니라 사람과 함께 어우러져 삶을 함께 나누는 존재이기도 하다. 대문에서부터 지붕까지 집주인의 생각이 녹아 있고, 쪽창 하나 디딤돌 하나에도 정갈한 생활 방식이 담겨 있다. 그러니 집은 곧 사는 사람을 대변한다고도 말할 수 있을 것이다.

한옥의 처마를 짊어지고 사는 사람들은 아마도 자연을 꿈꾸는 자들일지 모르겠다. 대문과 대청마루가 통을 이루어 바람이 제 마음대로 드나들게 내버려 두고, 마당은 한껏 햇빛을 끌어들여 방방마다 낸 창문에 한가득 햇살이 들이친다. 여름에는 바람과 동거하고 겨울에는 햇빛과 동거한다. 문은 또 얼마나 탄력적인지 문을 닫으면 아늑한 집이 되고 문을 여는 순간 집 안으로 한껏 자연을 끌어들인다. 건강한 흙과 나무, 그리고 하늘을 소유하게 된다.

자연의 집, 한옥이 이토록 친환경적인 이유는 무엇일까.

그 이유는 바로 친환경 자재를 들 수 있다. 나무와 흙이 한옥을 짓는 재료의 90%를 차지한다는 것만 봐도 그렇다. 여기서 흙은 특히 황토를 말하는데, 황토는 우리 몸에 좋은 원적외선을 다량 방출한다. 이렇게 몸에 좋은 나무와 흙으로 이루어진 한옥은 단순한 집이 아니다. 수명이 다한 집을 해체할 때, 모든 재료를 자연으로 그대로 돌려보내면 된다고 하니 한옥은 그 자체가 자연이라고 할 수 있을 것이다.

또한, 나무와 흙이라는 재료는 습기 조절에 탁월하다. 한옥에 앉아 있으면 집이 움직이는 소리가 들린다고 한다. 이것은 흙과 나무가 습도와 기온의 변화에 따라 숨을 쉬기 때문이다. 게다가 나무와 흙이 잡냄새를 흡수하고 습기를 조절해 여름엔 눅눅하지 않게, 겨울에는 건조하지 않게 해 준다. 천연 공기 청정기, 천연 제습기인 셈이다. 한옥에 살며 아토피, 두통, 천식 등이 사라졌다는 경험담도 흔하게 들리니 정말 여러모로 건강한 집이다.

그리고 집의 구조 역시 친환경적이다. 지구 온난화로 갈수록 여름은 덥고, 겨울은 추워진다. 전력 사용량이 매년 최고치를 경신하고 있다니 언젠가 지구 전체에 정전사태가 오지 않을까 걱정이다.

하지만 한옥은 한여름에도 에어컨이 필요 없을 정도로 시원한 집이 많다. 이는 한옥의 독특한 구조 때문인데, 대청마루가 앞뒤가 훤히 트인 개방형 구조라 마당과 뒤뜰의 뜨거운 공기와 집안의 차가운 공기가 서로의 온도 차에 의해 대류를 일으켜 기온을 떨어뜨린다.

겨울은 어떤가. 세계적으로 가장 뛰어난 난방시설인 온돌이 바로 한옥에서 나왔다. 온돌의 장점은 바닥의 열을 공기가 순환시켜 전체를 데운다는 것인데, 이게 가능한 이유가 바로 온돌과 황토벽 그리고 한지의 조화 때문이다.

한옥이 가진 친환경적 요소, 그리고 여러 가지 장점을 어떻게 다 글로 설명할 수 있을까. 한옥은 모든 것이 자연을 생각하는 집이며 인간을 생각하는 집이다.

4. 하나씩 천천히 바꾸면 된다

난임은 하나의 병이다. 그래서 병이 생기기 전에 몸을 준비하는 것이 가장 중요하다. 우리가 오래 살기 위해 지금 당장 아프지 않더라도 건강한 음식을 먹고 열심히 운동하는 것처럼 말이다. 난임 역시 그런 준비 과정이 있어야 한다.

그래서 4장 '임신은 그냥 오지 않는다'에서 임신 전 준비 과정의 중요성에 관해 얘기한 바 있다. 한의학에서는 부모로부터 받은 정(精), 즉 타고난 생명 에너지를 '선천지정'이라 하고 후천적으로 얻는 에너지를 '후천지정'이라고 한다. 선천지정은 신장에 저장되고, 후천지정은 음식물을 통해 생성되어 위장에 저장된다고 본다. 부모의 건강과 부모의 환경이 아이에게 그대로 전달될 수 있음도 지적한 바 있다.

하지만 "당장 한옥에 가서 살 수 없는데 어떡하라는 건가?" "바빠 죽겠는데 건강식 챙겨 먹는 게 쉬운 줄 아나?" "좋은 옷도 돈이 있어야 사지. 누군 저렴한 옷 사 입고 싶어서 사나?" 등등 현실적이지 못한 조언이라고 한탄하는 이도 있겠다. 당장 모든 환경을 바꾸라는 것이 아니다. 하나씩, 조금씩 자신의 상황에 맞게 바꿔 가면 된다.

임신을 준비하거나 혹은 난임으로 어려움을 겪는 부부들은 대부분 임신 시도를 해도 안 되는 경우에만 병원이나 한의원을 찾는다. 하지만 그 전에 스스로 자신들의 몸 상태를 체크하고 임신 준비 과정을 가지는 것은 정말 중요하다. 자신의 생활습관을 찬찬히 돌아보면 그 어렵던 문제의 답이 보이곤 하기 때문이다. 여기에서 꼭 명심해야 할 것은 스트레스를 받지 않아야 한다는 것이다.

문화치유는 한마디로 노는 것이다. 문화는 우리 삶을 둘러싼 모든 것을 말한다. 내 생활을 둘러싼 먹고, 자고, 보고, 느끼는 모든 것들, 이것들을 조금씩 아주 천천히 바꿀 수 있다면 이미 문화치유를 실천하고 있는 것이다.

5. 문화치유의 단상, '치유의 집' 완성으로

문화치유를 이야기하며 의식주의 변화를 강조했다. 하지만 이론으로만 그친다면 공허한 외침에 불과할 것이다. 나는 한의사로서, 그리고 한 사람의 실천가로서 문화치유를 구체적인 공간으로 실현하고자 했다. 그렇게 탄생한 것이 바로 경주 '치유의 집'이다.

공간과 예술이 주는 회복의 힘

바람이 머무는 곳에, 세 채의 한옥이 놓여 있다. 회복의 집, 명상의 집, 관조의 집. 이 공간들은 '치유의 집'이라는 하나의 이름으로 불린다. 한의원이자 미술관이고, 카페이기도 한 이곳은 2025 대한민국 목조건축대전에서 대상을 받았다. 경주의 건축물로서는 최초였다. 오래된 도시에 새로운 것을 들이는 일은 조심스럽다. 내가 뭔가 잘해서 받은 상이라기보다, 경주가 이 실험을 허락해 준 것에 대한 응답 같았다.

130년 이상, 5대째 이어 온 한의원은 더 이상 그곳에서 진료할 수 없게 됐다. 먼저 공간의 협소함 때문이었다. 그래서 한의원 뒤에 있던 땅을 구입해 확장하려고 했다. 그런데 공사 중에 이곳에서 어마어마한 유물이 나왔다. 공사를 접었다. 그러자 경주시에서 연락이 왔다. 시에서 이 땅을 사용해야 하니 이사해달라는 것이었다. 확장공사도 못하게 됐으니 건축은 운명인가 생각했다. 나는 한의원을 단순한 진료 공간이 아닌 '치유의 공간'으로 만들고자 했다. 이 집을 짓는 일은 개인의 성취가 아니라 도시에 건네는 응답이었다. 한의원을 운영하는 것 외에 지역 장학 사업과 청년 예술인 후원을 해온 것도 같은 이유에서였다.

세 채의 집, 하나의 흐름

치유의 집은 관조, 명상, 회복이라는 세 가지 주제로 구성된다. 관조의 집은 사방이 열린 누각처럼, 경주 남산을 바라보며 사색과 휴식을 제공하는 카페다. 명상의 집은 빛과 구조가 만나 내면으로 침잠할 수 있는 미술관이다. 회복의 집은 한의원으로, 간결한 선과 높은 천장이 마음의 안정을 돕는다.

각 공간은 저마다 다른 방식으로 목재를 쌓고, 빛을 받아들이고, 외부와 만난다. 관조의 집에서는 전통 한옥의 기둥이 주춧돌 위에 얹혀 있는 방식 대신, 기둥과 기초를 견고하게 연결해 벽 없는 열린 공간을 만들었다. 명상의 집의 휜 기둥은 삼괴정의 대들보나 경주 소나무의 곡선을 떠올리게 한다. 세 공간의 결은 다르지만, 치유와 회복이라는 방향으로 지었다.

짓는 일은 질문을 세우는 일

출발은 단순했다. 한의원을 확장하고, 지역에 작은 문화 공간을 만들자는 생각. 하지만 과정은 그렇지 않았다. 건축을 전공한 적은 없었지만 건축이 사람의 마음을 바꾸는 걸 여러 번 봤다. 그래서 새로운 터에서 더 크게 이어줄 집을 상상하게 됐다.

나는 한양대 김재경 교수를 비롯한 국내외 구조 디자이너, 목수, 공간 디렉터와 협업했다. 목수 한 사람의 손길이 공간 전체를 바꾼다는 걸 그때 알았다.

치유의 집은 전통 한옥보다 약 20% 적은 목재로 지어졌다. 가장 효율적인 구조를 가진 회복의 집은 전통한옥에 비해 35%나 적은 양이다. 자연 채광과 바람의 흐름을 최대한 살려 에너지를 아꼈고, 한옥의 고질적인 문제였던 지붕 단열도 새로운 방식으로 해결했다. 앞마당과 관조의 집, 명상의 집은 외부에 열려 있어 경주 시민들이 자연스럽게 모이는 장소가 되고 있다.

빛이 건축을 완성한다

치유의 집에서 가장 눈길을 끄는 것은 대들보 없이도 공간을 지탱하는 구조, 그리고 시간의 흐름에 따라 표정을 바꾸는 빛이다. 나는 한옥의 원리를 존중하되 그대로 옮기지는 않았다. 빛은 수평과 수직 사이를 천천히 이동하고, 그림자는 벽 위에 조각처럼 새겨진다. 낮과 저녁, 같은 공간이 전혀 다른 얼굴로 관람객을 맞는다.

건축은 비우는 예술이라고 생각한다. 낮에는 그림자가 작품이 되고, 저녁이 되면 벽이 아주 얇은 숨처럼 빛을 머금는다. 그게 경주의 속도 같았다.

세 채의 한옥은 서로를 향해 살짝 기울어진 각도로 놓여 있다. 경주의 산세와 하늘의 흐름을 읽은 배치다. 외부는 앞마당, 중정, 뒷마당으로 나뉜다. 남쪽의 앞마당에서는 경주 남산과 남천이 한눈에 들어온다. 남산을 단순한 배경이 아닌 경주 역사의 상징으로 존중하기 위해, 앞마당은 절제되게 비워 두었다. 남산을 위한 무대처럼. 세 채의 집으로 둘러싸인 중정은 앞마당과는 다르다. 정적이고 아늑한, 마음의 안식처 같은 곳이다.

임신 준비와 문화치유

임신을 준비하는 부부들에게 가장 필요한 것은 무엇일까? 영양제나 한약도 중요하지만, 그에 못지않게 중요한 것이 '느린 시간'이다. 현대인의 삶은 너무 빠르다. 일정에 쫓기고, 결과에 조급해하며, 끊임없이 무언가를 해야 한다는 압박 속에 살아간다. 임신도 '해야 할 일'이 되어버린다. 하지만 생명은 조급함 속에서 잉태되지 않는다.

경주는 시간이 가장 천천히 흐르는 도시다. 천년의 역사가 그 속도를 가르쳐 준다. 치유의 집은 그 속도에 맞춰 빠르게 소비되는 공간이 아니라, 천천히 머무르며 자신을 돌아보는 공간으로 지어졌다.

임신을 준비하는 부부에게 내가 권하고 싶은 것은 이것이다. 일주일에 한 번, 아니 한 달에 한 번이라도 좋다. 아름다운 공간에 가보라. 미술관이든, 한옥이든, 자연이든 상관없다. 그곳에서 아무것도 하지 마라. 그저 빛을 보고, 바람을 느끼고, 시간이 흐르는 걸 지켜보라. 그 시간 동안 몸은 이완되고, 마음은 평온해진다. 부교감신경이 활성화되고, 호르몬 분비가 안정된다. 이것이 바로 문화치유의 힘이다.

공간을 선택하는 것도 치유의 시작

물론 모두가 경주까지 올 수는 없다. 하지만 어디에든 좋은 공간은 있다. 중요한 것은 공간을 의식적으로 선택하는 것이다. 카페를 가더라도 어떤 카페를 선택하는가가 중요하다. 시끄러운 곳보다는, 빛이 잘 들고 조용한 곳을 선택해 보라. 집 안에서도 마찬가지다. 어수선한 공간이 아니라, 정돈되고 아늑한 공간에서 시간을 보내면 좋다. 임신 준비 기간, 부부가 함께 미술 전시를 보러 가는 것도 좋은 선택이다. 예술작품 앞에서 서로 다른 느낌과 생각을 나누는 시간은 부부의 정서적 교감을 깊게 한다. 이러한 교감이 쌓일 때, 부부는 더 건강한 마음으로 아이를 맞이할 준비가 된다.

비우는 것도 치유다

치유의 집을 지으며 내가 가장 중요하게 생각한 원칙이 하나 있다. '비움'이다. 한옥의 아름다움은 채움이 아니라 비움에 있다. 불필요한 장식을 덜어내고, 공간을 비워둘 때 빛과 바람이 스며든다. 그림자가 작품이 되고, 풍경이 들려오는 공간이 된다.

임신 준비도 마찬가지다. 더 많이 하려고 애쓰기보다, 불필요한 것을 비워내는 게 먼저다. 과도한 정보, 불안한 생각, 조급한 마음을 비워 내라. 그 빈자리에 평온함이 찾아온다. 마음이 비워져야 생명이 깃들 자리가 생긴다.

예술이 주는 위로

나는 오랫동안 고미술과 현대미술을 수집해왔다. 예술은 내게 세상을 다른 결로 읽는 방식이었다. 힘든 순간마다 예술작품은 나에게 위로를 주었고, 다른 관점을 선물했다.

임신 준비 과정이 힘든 부부들에게도 예술이 같은 역할을 할 수 있다고 믿는다. 때로는 의학적 설명보다, 한 편의 그림이나 조각 작품이 더 깊은 위안을 줄 수 있다. 좋은 공간, 좋은 예술은 국경과 언어를 넘어 사람의 마음을 움직인다. 그것이 문화가 가진 보편적 치유의 힘이다.

천천히, 그러나 깊게

현재 더안미술관은 예약제로 운영된다. 하루 제한 인원으로 1타임만 운영하며, 관람료는 무료다. 많은 분들이 아쉬워하지만, 이것은 공간의 질을 지키기 위한 선택이다. 빠르게 많은 사람을 받아들이기보다, 적은 수라도 깊은 경험을 할 수 있도록 하고 싶었다. 관람의 밀도와 공간의 정서적 온도를 지키는 것이 중요했다.

임신 준비도 마찬가지다. 빠르게 결과를 얻으려 하기보다, 천천히 그러나 깊게 자신을 돌보는 것이 중요하다. 조급함을 내려놓고, 지금 이 순간에 집중하라.

치유의 플랫폼으로

우리는 이 천년 고도 경주에서 가장 차별화되고 고유한 역할을 수행하고자 한다. 더안미술관은 단순한 사립 미술관을 넘어, 시대적 가치를 실현하는 '치유의 플랫폼'으로 거듭나고자 한다. 조금 더 구체적으로는 '미술을 통한 치유와 위로', '문화 저변의 확대를 위한 헌신' 그리고 '새로운 경험을 창출하는 플랫폼'을 창출하는 것을 목표로 한다.

한의사로서 나는 진맥과 한약으로 환자를 치료한다. 하지만 그것만으로 충분하지 않다는 것을 안다. 진정한 치유는 몸과 마음, 그리고 삶의 환경 전체가 조화를 이룰 때 일어난다.

임신을 준비하는 부부에게 필요한 것은 단순히 생식 기능의 개선이 아니다. 생명을 맞이할 준비가 된 몸과 마음, 그리고 환경이다.

문화치유는 그 준비를 돕는 하나의 방법이다. 아름다운 공간에서 느리게 흐르는 시간을 경험하고, 예술을 통해 내면을 들여다보며, 자신만의 속도를 되찾는 것. 이것이 바로 내가 치유의집을 통해 전하고 싶은 메시지다. 우리에게 필요한 치유는 무엇인가. 이 질문을 스스로에게 던져 보자. 그리고 그 답을 찾아가는 여정을 시작해 보자. 그 여정 속에서 임신을 위한 최고의 준비를 하게 될 것이다. 예술이 도시에 생명을 불어넣듯, 문화치유는 우리 삶에 생기를 더할 수 있다.

대추밭 백한의원을 다녀간 환자들이 보낸 편지

#1

저희는 지난 6월 한의원에서 약을 지어 먹은 부부입니다. 아이를 계획하고 준비하는 중에 임신이 쉽게 되지 않아서 혹시나 하는 마음에 대추밭 백한의원을 찾게 되었습니다. 자궁근종이 있어 한약은 피하고 있었는데 달리 방도가 없어 노력해 보고 싶었습니다. 원장님께서 짧은 진맥이었지만 정확하게 저희 부부의 상태를 진단해 주셨고, 꼭 아이를 가질 수 있도록 같이 힘써 보자는 말씀에 큰 힘을 얻었답니다. 그 뜻이 통했는지 약을 먹고 7월에 바로 임신하게 되었어요. 따뜻하게 위로해 주시고 정성스럽게 지어 주신 약 덕분이라 생각하며 감사의 마음을 전하고 싶습니다. 정말 진심으로 감사드립니다.

오선미 드림

#2

　지난달 한약을 지어갔던 서울 사는 부부입니다. 지어 주신 약을 먹
으면서 식단관리를 하다 보니 저희 부부 둘 다 살이 빠지고 식습관도
바뀌게 되면서 건강해졌습니다. 무엇보다 감사하게도 아기가 생겼습
니다. 비록 자연임신은 아니지만 지어 주신 약이 큰 도움이 된 것 같
습니다. 아직 아기집을 확인한 단계라 많이 조심스럽지만 정성으로
진료해 주신 만큼 저희도 끝까지 잘 지켜낼 수 있으리라 믿습니다.

장지은 드림

#3

　좋은 소식으로 연락드리게 되어 정말 기쁘네요. 몇 달 전 진료받았
던 부부입니다. 지인 소개로 한의원에 갔지만 이렇게 빨리 임신이 될
거라고는 생각하지 못했습니다. 새벽 5시경부터 줄을 서서 진료받은
보람이 있었는지 현재 임신 9주 차에 접어들었습니다. 한약 한 재를
다 먹어갈 즈음 혹시나 하는 마음에 테스트기를 해 보았는데 정말 믿
기지 않았습니다. 그동안 열심히 노력했지만 한 번도 임신이 되지 않
았는데 갑작스러운 기쁨이 이루 말할 수가 없답니다. 아직 안정기에
접어든 것은 아니지만 우리 가족에게 행복을 안겨 주셔서 정말 감사
하다는 인사를 드리고 싶었습니다. 아! 대추밭의 영향으로 아이를 가

졌기에 저희 아기의 태명을 "대추"라고 짓게 되었습니다. 대추처럼 건강하고 탐스러운 아이가 되라고요. 감사합니다.

지효정 드림

#4

경기도 안양에 사는 이소현입니다. 아기를 기다린 지 2년이 넘었지만 쉽게 임신이 되지 않아 걱정이 많았습니다. 우연히 대추밭 백한의원 이야기를 듣고 반신반의하며 진료를 받았습니다. 자궁에 있는 혹을 제거하는 수술을 한 것과 맞물려 그곳에서 지은 한약이 큰 도움이 된 것 같습니다. 덕분에 제가 드디어 예비엄마가 되었네요. 진심으로 감사드리며 둘째를 가질 때 또 한 번 대추밭 백한의원에 가겠습니다.

이소현 드림

#5

늦은 나이에 우연히 찾아온 아이가 몇 개월 전 계류유산되어 많이 힘들었는데 원장님께서 괜찮다, 마음을 잠시 비우고 편안히 하라고 말씀해 주셔서 얼마나 큰 힘이 되었는지 몰라요. 그 덕분에 바로 임신이 된 것 같습니다. 정말 신기하고 기뻐요. 이제 임신 4주 차, 아직 생명의 소리를 확인하지 못했기에 염려와 걱정도 있지만, 원장님이 말씀하신 것처럼 좋은 마음으로 편안하게 아기를 맞이해 보려 합니다. 정말 좋은 마음으로 하루하루를 지내려고 노력하고 있어요. 저와 같이 아이를 기다리는 많은 분들에게 꼭 이 기쁨을 전해 주세요.

정은정 드림

#6

저출산이 문제라는데 제 주변에는 저를 포함해서 아이를 가지고 싶어도 가지지 못하는 난임 부부가 참 많습니다. 온갖 노력을 다해도 번번이 임신에 실패하면서 마음의 상처도 많이 받았습니다. 그러던 중 대추밭 백한의원 명성을 듣게 되었고 보약이라도 한 재 먹으면 되려나 싶어 새벽부터 줄을 서서 원장님께 진료받았습니다. 약을 먹은 뒤 거짓말처럼 첫째아들을 갖게 되었고 몇년 후 둘째를 계획하며 또다시 한의원을 찾았는데 이곳에서 약을 지어 먹은 지 얼마 안 돼 둘째 역시 들어섰습니다. 유명세에도 불구하고 부담스럽지 않은 약제비 덕에 정말 마음 편하게 약을 먹을 수 있어서 감사했습니다. 정말 거듭 감사드리면서 난임으로 고생하는 예비 임산부들을 위해 앞으로도 애써 주시길 부탁드립니다.

신은주 드림

경주 대추밭 백한의원의
임신 동의보감

개정증보판 1쇄 인쇄 2026년 4월 1일
개정증보판 1쇄 발행 2026년 4월 22일

지은이 백진호
펴낸이 이범상

펴낸곳 (주)비전비엔피 · 이덴슬리벨
기획 편집 차재호 김승희 김혜경 한윤지 박성아
디자인 김혜림 이민선 인주영
마케팅 이성호 이병준 문세희 이유빈
전자책 김희정 안상희 김낙기
관리 이다정
인쇄 위프린팅

주소 우 04034 서울특별시 마포구 잔다리로7길 12 (서교동)
전화 02) 338-2411 | **팩스** 02) 338-2413
홈페이지 www.visionbp.co.kr
인스타그램 www.instagram.com/visioncorea
이메일 visioncorea@naver.com
원고투고 editor@visionbp.co.kr
등록번호 제2009-000096호

ISBN 979-11-91937-76-3 13510